Margarete Franczak
Marion Zerbst

Touch of Beauty:
Natürliches Lifting
durch Fingerdruckmassage

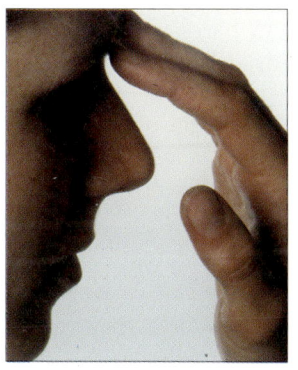

Unter Mitarbeit von
Gayaka P. Backheuer

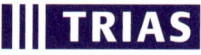

Die Deutsche Bibliothek – CIP-Einheitsaufnahme
Franczak, Margarete:
Touch of Beauty: natürliches Lifting durch Fingerdruckmassage / Margarete Franczak, Marion Zerbst. Unter Mitbarb. von Gayaka P. Backheuer. – Stuttgart : TRIAS, 1999

Konzeption und Projektleitung: Werner Waldmann
Redaktion: Dr. Petra Berlinger
Korrektur: Andrew Leslie
Illustrationen und DTP: Dr. Katrin Beyer
DTP-Supervisor: Bernd Hirschmeier
Produktion: WZ Media, Stuttgart
Umschlaggestaltung: Cyclus · D+P Loenicker, Stuttgart
Reproduktion: Digital Data Service Lenhard, Stuttgart
Druck: Westermann Druck, Zwickau
Fotos: Cover vorne: Mauritius, Cover hinten: WZ Media, alle Fotos im Buch: WZ Media

© 1999 Georg Thieme Verlag
Rüdigerstraße 14
D-70469 Stuttgart

ISBN 3-89373-485-6

Leserservice

Wenn Sie Fragen oder Anregungen
zu diesem Buch haben, schreiben Sie uns!

TRIAS Verlag
Postfach 30 11 07, D-70451 Stuttgart

Inhalt

Was bewirkt Gesichtsmassage?

Ab einem gewissen Alter sehen wir es alle im Spiegel, ob es uns gefällt oder nicht: Die ersten Fältchen zeigen sich; wenn wir einmal schlecht geschlafen haben, machen sich rund um die Augen unschöne Tränensäcke breit, die längst nicht mehr so rasch verschwinden wie früher; die Haut am Hals wird schlaff und zeigt Ansätze zum Doppelkinn.

Für diesen Alterungsprozess unserer Haut und unseres Gewebes, den wir zwar nicht verhindern, aber doch zumindest aufhalten und verlangsamen können, gibt es verschiedene Gründe.

Warum wird die Haut alt?

Unsere Haut besteht aus drei Schichten: der Oberhaut (Epidermis), der Lederhaut und dem Unterhautbindegewebe. In allen drei Schichten finden etwa ab dem 30. Lebensjahr Alterungsprozesse statt, die zu einer zunehmenden Trockenheit und schlechteren Nähr- und Sauerstoffversorgung und schließlich zur Fältchenbildung führen.

Unsere oberste Hautschicht – die Oberhaut – erneuert sich ständig von unten her. Sie besteht aus sieben Zellschichten; die Zellen wandern innerhalb von etwa einem Monat durch die unteren Schichten nach oben, wo sie schließlich verhornen und abgestoßen und wieder durch neue Zellen ersetzt werden. Dieser Regenerationsfähigkeit verdankt junge Haut ihr jugendlich zartes, faltenfreies Aussehen. Doch mit zunehmendem Alter erneuern sich die Zellen nicht mehr so rasch und können auch nicht mehr so viel Wasser binden wie bei jüngeren Menschen. Die Haut wird trockener und dünner; erste Fältchen bilden sich.

Unter der Oberhaut liegt die bindegewebige Lederhaut. Sie ist von einem Netzwerk kollagener und elastischer Fasern durchzogen, zwischen denen haarfeine Blut- und Lymphgefäße liegen. Diesem elastischen Netz verdanken wir es, dass unsere Haut sich unserer Mimik anpassen kann und dass beispielsweise unsere Stirn, wenn wir sie ein paar Sekunden lang in Falten gezogen haben, nicht ewig so bleibt, sondern sich wieder glättet. Doch mit den Jahren lässt leider auch die Elastizität dieser Fasern nach; Mimikfalten können sich nicht mehr so leicht zurückbilden, sondern graben sich ins Gesicht ein. Das Bindegewebe verhärtet sich immer mehr, wodurch auch die Blutgefäße eingeengt werden und die Hautzellen nicht mehr optimal mit Nährstoffen und Sauerstoff versorgen können. Auch die Lymphgefäße, die für den Abtransport von Schlacken aus dem Gewebe zuständig sind, können durch diese Einengung ihre Aufgabe nicht mehr so gut erfüllen.

● In das Unterhautbindegewebe, das Leder- und Oberhaut stützt, sind zahlreiche Fettzellen eingelagert. Fettzellen besitzen die Fähigkeit, viel Feuchtigkeit aufzunehmen. Doch auch bei diesen Zellen lässt das Feuchtigkeitsspeichervermögen im Alter nach, was ebenfalls dazu beiträgt, dass unsere Haut ihre jugendliche Spannkraft verliert.

● Ein weiterer Grund, warum unsere Haut im Laufe der Jahre älter aussieht, als uns lieb ist, sind die bereits erwähnten Mimikfalten: Durch Gesichtsausdrücke, die wir häufig einnehmen, prägen sich unserem Gesicht bestimmte charakteristische Fältchen und Falten ein – beispielsweise die lustigen Lachfältchen rund um die Augen oder die herabgezogenen Mundwinkel bei Menschen, die häufig unzufrieden oder traurig dreinschauen. Unsere Körpermuskeln sind alle an Knochen aufgehängt; daher bekommen wir am Körper nicht so leicht Falten. Auch die meisten Gesichtsmuskeln sind an Knochen befestigt, mit Ausnahme der so genannten mimischen Rundmuskulatur: dem Mundringmuskel und dem Augenringmuskel (siehe Abb. Seite 7). Diese Muskeln sind äußerst beweglich und ermöglichen uns auf diese Weise eine lebhafte Mimik; allerdings hat das den Nachteil, dass an diesen Stellen schon ziemlich früh Falten entstehen.

● Weitere nicht zu unterschätzende Faktoren, die zur Hautalterung beitragen, sind schädliche Umwelteinflüsse wie die UV-Strahlen der Sonne, zu viel Nikotin und Alkohol, Auto- und Industrieabgase. Die schädliche Wirkung der Sonneneinstrahlung ist schon seit langem bekannt; deshalb sollte man auf ausgiebige Sonnenbäder und Besuche im Solarium am besten verzichten oder dabei zumindest auf einen ausreichenden Sonnenschutz achten. Ähnlich nachteilig wirkt sich das Rauchen auf den Zustand der Haut aus: In den USA durchgeführte Studien haben ergeben, dass Menschen, die neun Jahre lang jeden Tag ein Päckchen Zigaretten rauchten, mehr und tiefere Falten bekamen als Nichtraucher. Das hat einen ganz einfachen Grund: Nikotin verschlechtert die Durchblutung unseres Körpers und damit auch unserer Haut, sodass sie nicht mehr optimal mit Sauerstoff und Nährstoffen versorgt werden kann. Dadurch altert sie schneller.

● Auch sonst ist eine gesunde Lebensweise die beste Garantie dafür, dass Ihre Haut lange jung und schön und weitgehend faltenfrei bleibt: Achten Sie darauf, dass Sie genügend Schlaf bekommen, und vermeiden Sie Stress, denn auch seelische Belastungen beeinträchtigen die Hautdurchblutung und können zu vorzeitiger Faltenbildung führen.

● An dem alten Spruch, dass Schönheit von innen kommt, ist wirklich etwas dran: Die besten und teuersten Gesichtsmasken und Schönheitscremes nützen nichts, wenn die Haut von innen nicht richtig ernährt wird. Achten Sie daher auf eine ausgewogene, vitaminreiche Ernährung mit viel frischem Obst und Gemüse. Auch regelmäßige Bewegung – am besten an frischer Luft – ist wichtig, um Ihre Durchblutung so richtig in Schwung zu bringen.

● Die Gesichtsmassage und die vorausgehende Wärmebehandlung fördern die Durchblutung der Haut, sodass sie besser ernährt und mit Sauerstoff versorgt werden kann. Werfen Sie im Anschluss an die Massage einen Blick in den Spiegel: Ihre Haut sieht rosig aus und wirkt schöner!

● Gleichzeitig wird auch der Lymphfluss durch die Gesichtsmassage angeregt, sodass Stoffwechselschlacken und Abfallprodukte besser abtransportiert werden können. Unschöne Flüssigkeitsansammlungen im Gewebe (beispielsweise rund um die Augen) verschwinden oder werden zumindest deutlich gemildert.

● Wirkstoffe von Kosmetika wie beispielsweise Nachtcreme können viel besser von der Haut aufgenommen werden, wenn man sie einmassiert. Die Reibung bei der Massage erzeugt Wärme; die Poren öffnen sich und die Wirkstoffe können tiefer in die Haut eindringen.

● Jede Art von Massage wirkt anregend auf den Parasympathikus, der die Herzfrequenz verlangsamt und die Adern erweitert.

● Nicht nur unsere Psyche, auch unsere Gesichtsmuskeln geraten durch Massage in einen Zustand wohliger Entspannung. Nach einem stressigen Tag ist unser Gesicht oft sehr ange- spann. Gezielte Massa- gegriffe helfen, solche solche verkrampften Gesichtszüge zu ent- spannen.

● Die Problemzo- nen im Gesicht sind der Bereich rund um Mund und Augen sowie die Nasolabialfalte und die Zornesfalte auf der Stirn, die sich bei vie- len Menschen im Laufe der Zeit eingräbt. Auch schlaffe Bäckchen und Doppelkinn werden oft zum Problem. Hier hilft Gesichtsmassage!

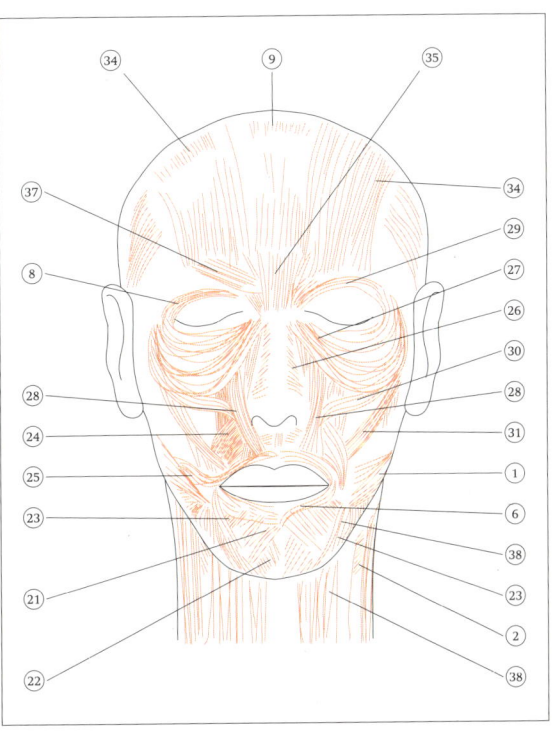

Die mimischen Muskeln

1 Kaumuskel
2 Kopfwender
(angedeutet)
6 Mundringmuskel,
Lippenmuskel
8 Augenringmuskel
9 Sehnenhaube
21 Unterlippensenker

22 Kinnmuskel
23 Mundwinkelsenker
24 Mundwinkelheber
25 Lachmuskel
26 Nasenflügelmuskel
27 Nasenflügelheber
28 Oberlippenheber
29 Inneres Lidband

30 Kleiner Jochbeinmuskel
31 Großer Jochbeinmuskel
35 Stirnhautherabzieher
36 Augenbrauen-
herabzieher
37 Runzler der
Stirnglatze
38 Hautmuskel des Halses

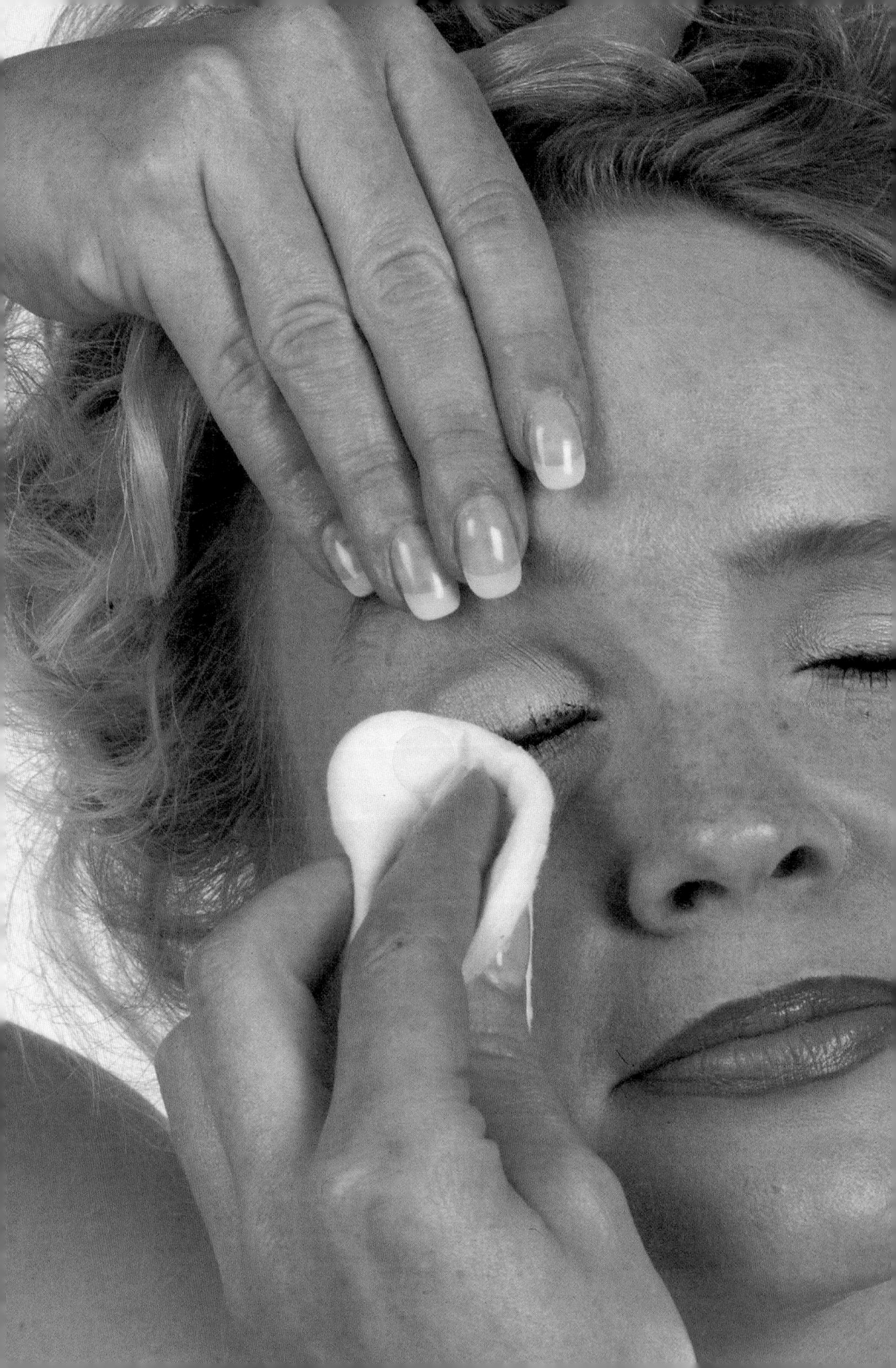

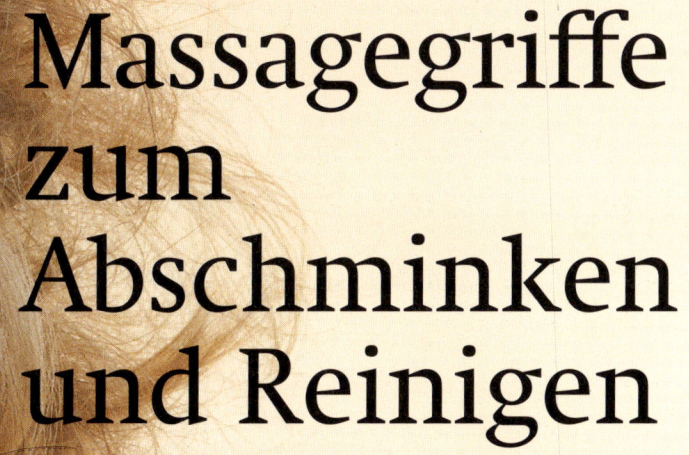

Massagegriffe
zum
Abschminken
und Reinigen

Grundsätzlich sollte man seine Gesichtshaut vor jeder Massage erst einmal gründlich reinigen. (Nur Shiatsu- und Lymphdrainage-Griffe und die Verjüngungsmassage mit dem Stimuloval können auch auf der nicht abgereinigten Haut durchgeführt werden.) Auf diese Abreinigung folgt dann eine Wärmebehandlung in Form eines Dampfbads oder einer Kompresse. Erst dann soll man mit der Gesichtsmassage beginnen, denn jetzt ist die Haut optimal auf die stimulierenden Massagegriffe und die einzumassierenden Pflegepräparate vorbereitet.

Wichtig: die allabendliche porentiefe Reinigung!

Zu den „Todsünden" gegen die Schönheit gehört es, mit nicht abgereinigtem Gesicht schlafen zu gehen. Auch wenn man tagsüber kein Make-up getragen hat, ist die abendliche Reinigung wichtig: Denn unzählige Staub- und Schmutzteilchen, Schweiß und Talg haben tagsüber die Poren verstopft. Wenn man diesen Schmutz abends nicht regelmäßig entfernt, entstehen leicht Hautunreinheiten. Deshalb sollten Sie sich auch nach einem anstrengenden Tag noch zur Gesichsreinigung aufraffen.

Aber auch das richtige Abreinigen will gelernt sein, denn man kann dabei vieles falsch machen. So kann es zum Beispiel passieren, dass man sich durch unsachgemäße Reinigungsgriffe Falten förmlich ins Gesicht hineinbügelt; und da man beim Abschminken meistens die Augen geschlossen hält, sieht man sein zerknittertes Spiegelbild nicht einmal und kann sich daher auch nicht korrigieren.

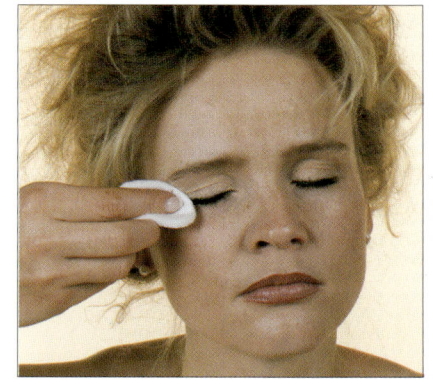

Die meisten Frauen entfernen ihr Augen-Make-up durch streichende Bewegungen mit einem Wattebausch von innen nach außen (Abb. rechts). Das ist völlig falsch! Dadurch verzerrt man die Haut rund um die Augen sehr leicht.

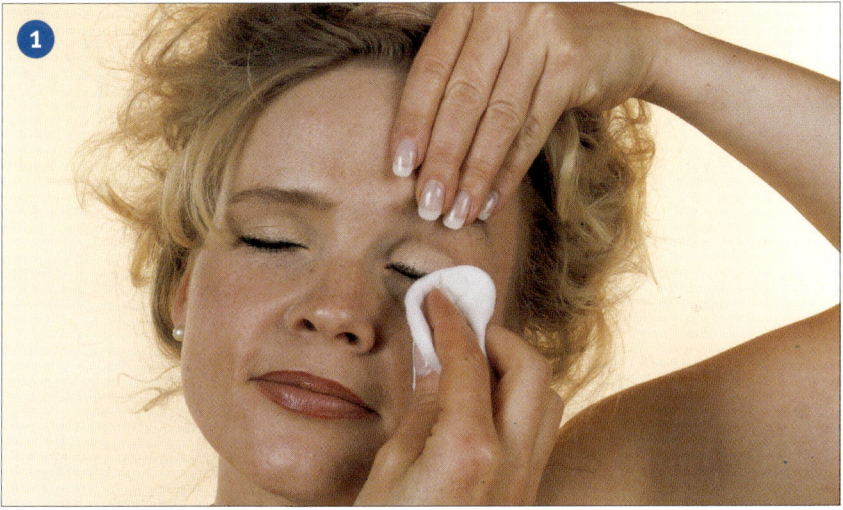

❶ Richtig ist es, mit einer Hand die obere Augenpartie festzuhalten und mit der anderen Hand mit dem Wattebausch, auf den man eine Lotion zum Abschminken gegeben hat, sanfte, streichende Bewegungen von oben nach unten auszuführen. So werden Lidschatten und Wimperntusche behutsam und schonened entfernt.

❷ Dann wird die Reinigungsmilch auf dem Gesicht verteilt und – falls erforderlich – mit etwas Wasser aufgeschäumt.

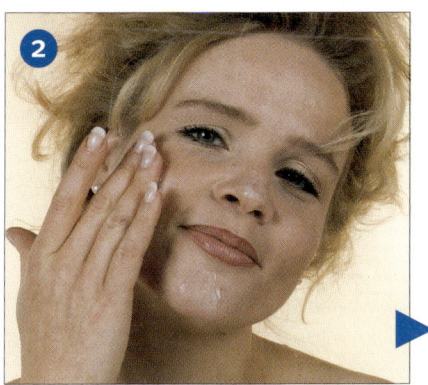 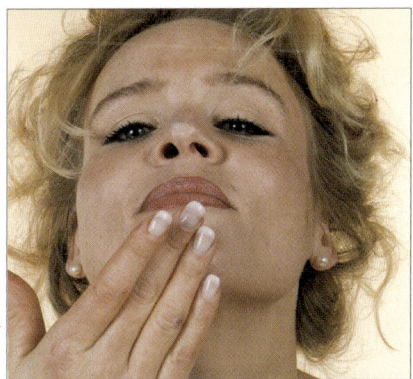

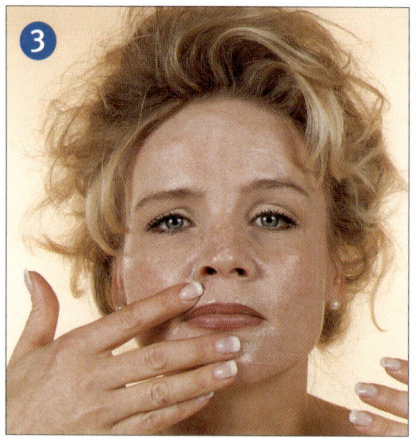
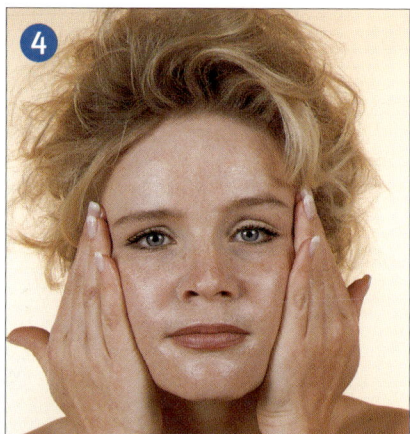
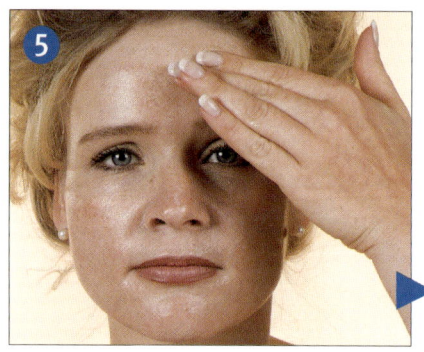
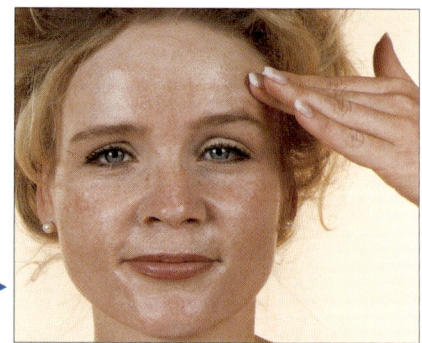

❸ Nun streichen Sie Mund- und Kinnpartie abwechselnd von rechts nach links und von links nach rechts mit jeweils vier Fingern im Wechsel quer aus. Der Zeigefinger streicht dabei über die Oberlippe, die anderen drei Finger streichen Unterkiefer und Kinnpartie. Das Ganze wird fünfmal wiederholt.

❹ Dann legen Sie die Handflächen auf die Wangen und streichen fünfmal von innen nach außen.

❺ Jetzt wird die Stirn mit beiden Händen im Wechsel von der Stirnmitte zu den Schläfen hin ausgestrichen (ebenfalls fünfmal): Das hilft gleichzeitig gut gegen Querfalten und „Zornesfalten" auf der Stirn.

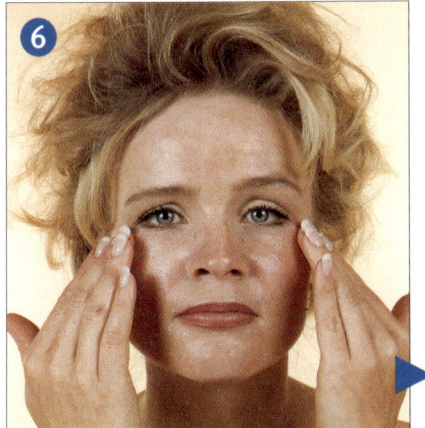
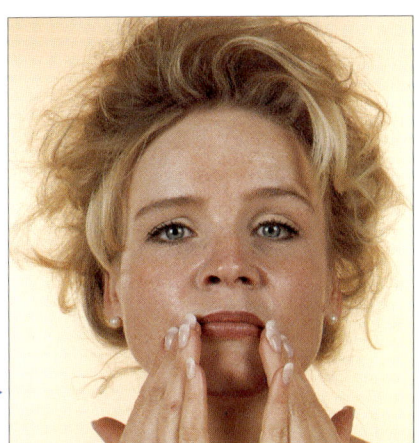

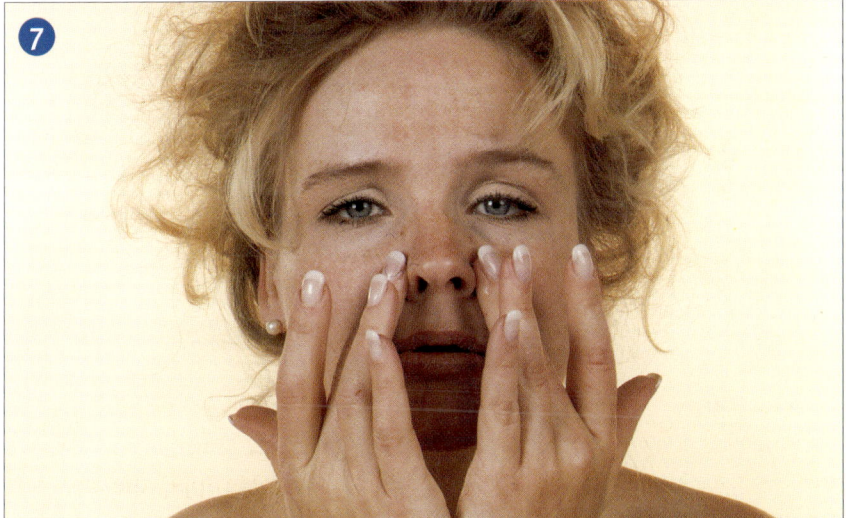

❻ Dann zeichnen Sie mit den Fingerkuppen auf beiden Wangen von oben nach unten fünf Achterlinien.

❼ Die Mittelfinger der rechten und der linken Hand fahren jetzt von der Nasolabialfalte zu den Nasenflügeln hoch und umkreisen dann die Nasenflügel von innen nach außen.

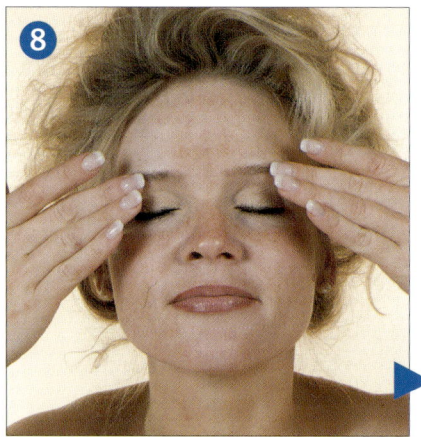
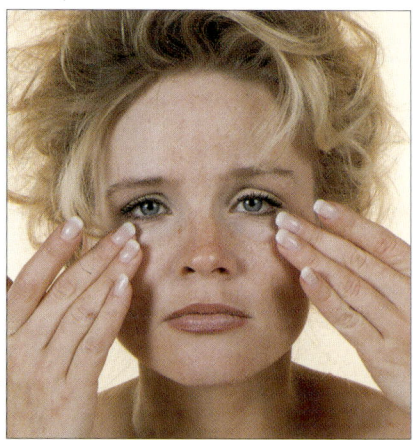

❽ Dann fahren Sie mit den Mittelfingern beider Hände in einer ganz sanften Bewegung abwechselnd über und unter den Augen entlang, um eventuell noch vorhandenes Make-up vorsichtig zu entfernen.

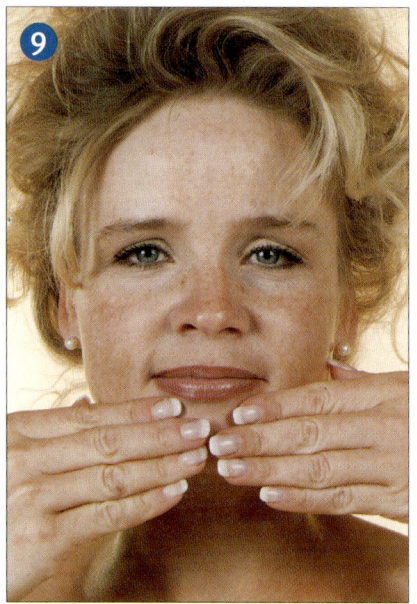

❾ Fahren Sie nun mit den Handflächen von den Schläfen hinunter zum Kinn und legen Sie die Finger quer an, und zwar so, dass sie sich in der Kinnmitte treffen. Nun folgt eine gründliche Reinigungsmassage des Kinns.

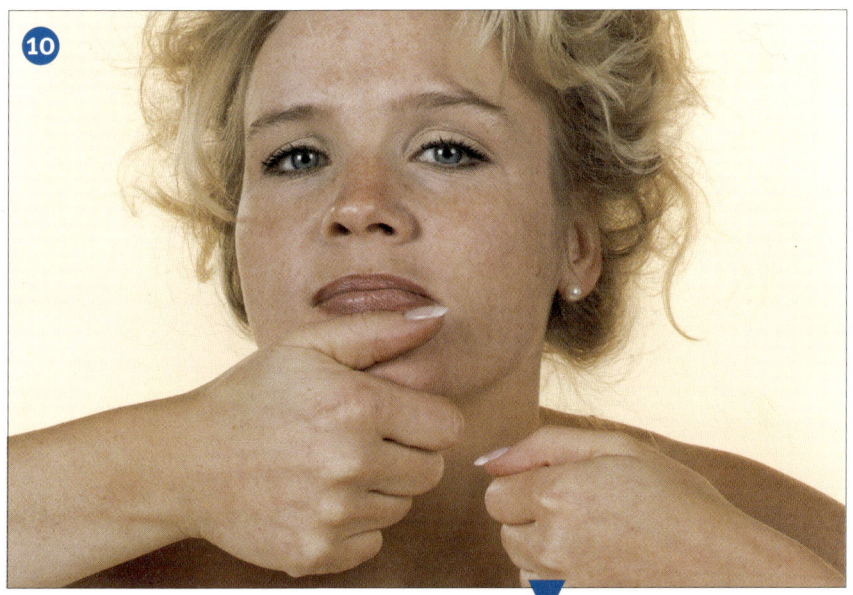

⑩ Dazu werden die Finger unter das Kinn gelegt, während die beiden Daumen mit kreisenden Bewegungen von außen nach innen das Kinn massieren; denn in diesem Bereich ist die Haut meistens sehr fettig und sollte daher auch besonders gründlich gereinigt werden.

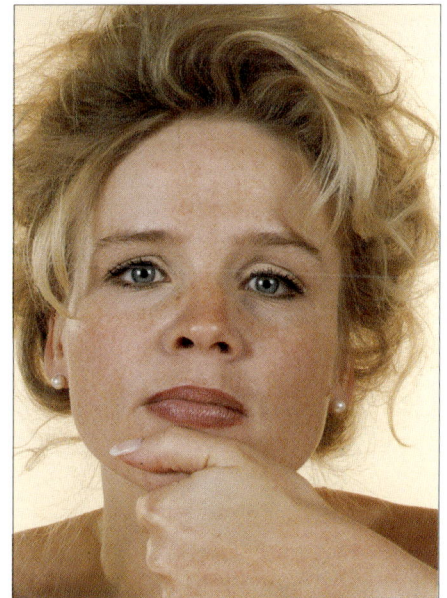

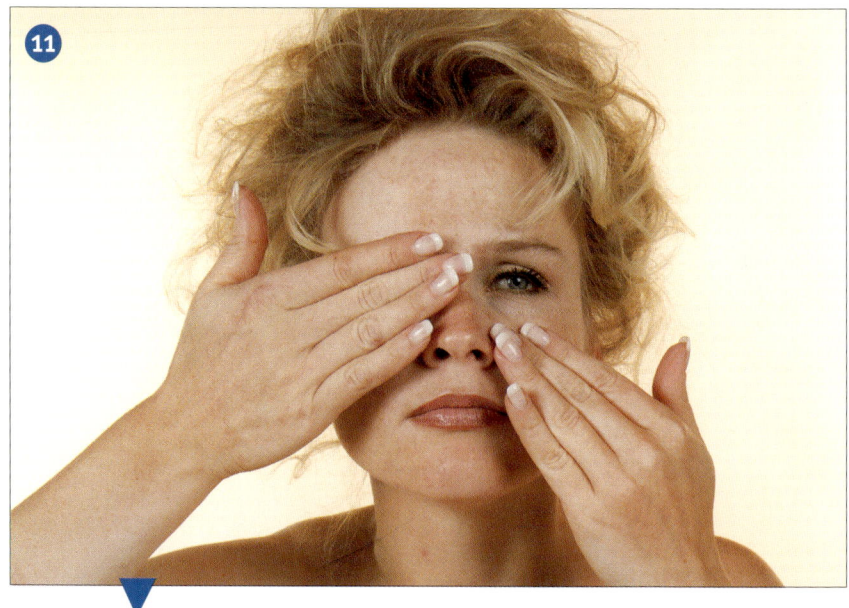

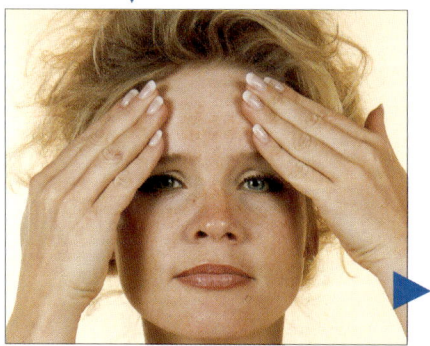 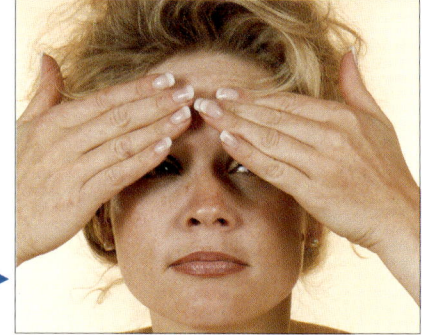

Jetzt werden nochmals die Nasenflügel massiert wie auf Abb. 7 (Seite 13) gezeigt – denn auch der Nasenbereich ist eine sehr fettige Hautpartie, die eine besonders intensive Reinigungsbehandlung verträgt.

⑪ Fahren Sie nun mit den Handflächen über den Nasenrücken hoch zur Stirn und lösen Sie mit streichenden Handbewegungen von innen nach außen alle Schmutzpartikel, die sich dort festgesetzt haben.

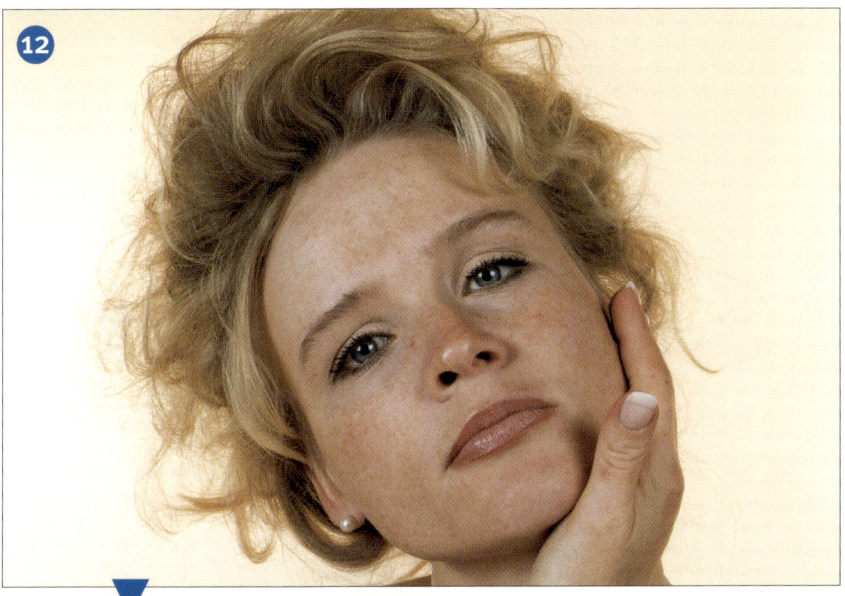

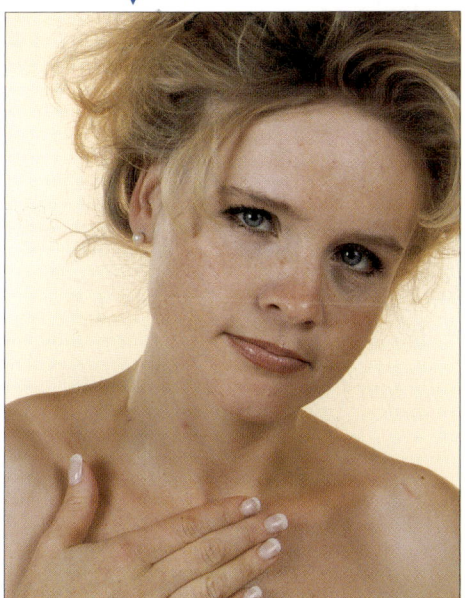

⑫ Von den Schläfen strei-
chen die Handflächen dann
wieder an den Wangen ent-
lang hinunter bis zum Dekolleté, das nun mit schrägen
Handbewegungen von oben
nach unten ausgestrichen
wird. (Die rechte Hand streicht
die linke Seite und umge-
kehrt.)

Damit ist die Reinigungs-
massage abgeschlossen.

Zum Schluss müssen Sie die Reinigungscreme mit einer feuchten, warmen Kompresse abnehmen. Dazu wird ein kleines Handtuch (etwa von der Größe eines Gästetuchs) der Länge nach gefaltet, mit warmem Wasser getränkt, fest ans Gesicht angedrückt und dann von oben nach unten wieder abgerollt (siehe Abbildungen auf Seite 19).

Das Tuch anschließend mit warmem Wasser auswaschen und den ganzen Vorgang noch einmal wiederholen; denn um den Staub und Talg eines ganzen Tages vom Gesicht zu entfernen, sind schon zwei warme Kompressen erforderlich!

Bei allen Massagegriffen und auch beim Entfernen von Mitessern und anderen Hautunreinheiten müssen Sie sorgfältig darauf achten, sich keine Falten ins Gesicht „einzubügeln". Wie leicht das passieren kann, zeigt die Abbildung unten. Führen Sie sicherheitshalber alle Massage- und Reinigungsgriffe vor dem Spiegel aus!

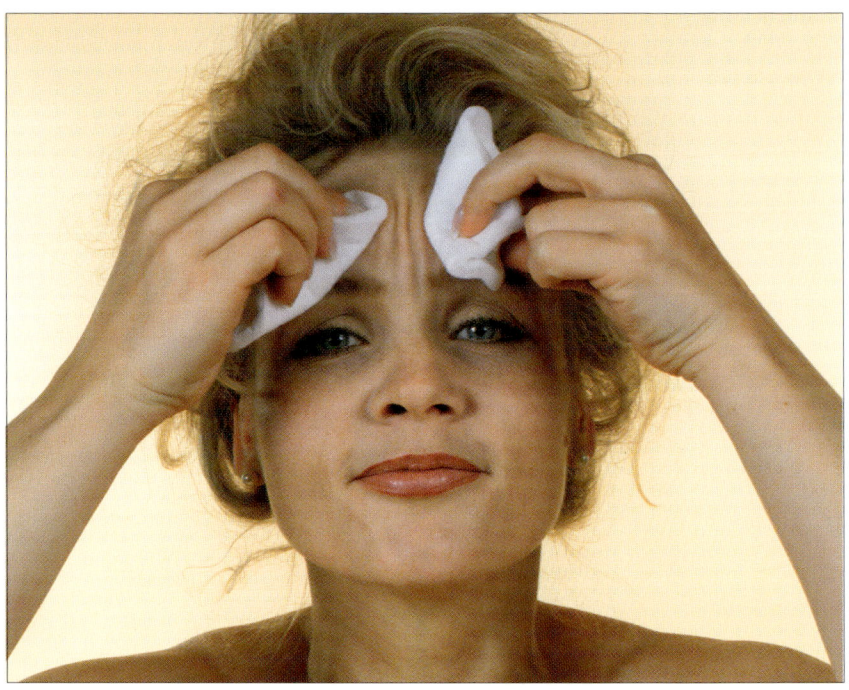

Nach dem Abreinigen die Wärmebehandlung

Auf die Gesichtsreinigung folgt eine Wärmebehandlung. Dadurch öffnen sich die Poren, und die Kapillaren erweitern sich; die Haut wird besser durchblutet, der Stoffwechsel angeregt. Auf diese Weise kann die anschließende Gesichtsmassage viel intensiver wirken, und auch Creme und andere Pflegepräparate werden besser von der Haut aufgenommen. Dazu wird wieder ein kleines Handtuch längs gefaltet, mit warmem Wasser getränkt und so über das Gesicht gelegt, dass nur Mund und Nase frei bleiben. Nach etwa zwei Minuten nimmt man die Kompresse wieder ab, indem man die Enden des Tuchs langsam abrollt.

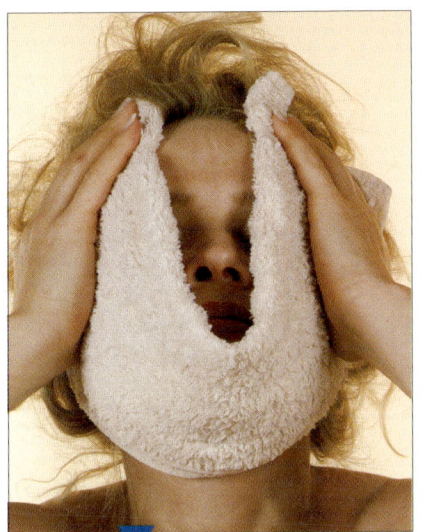

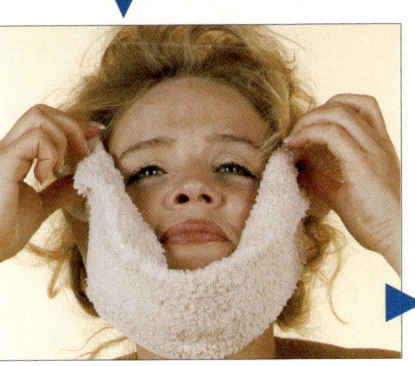

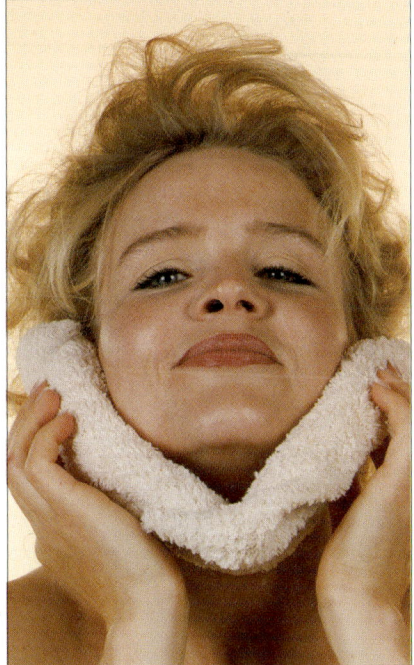

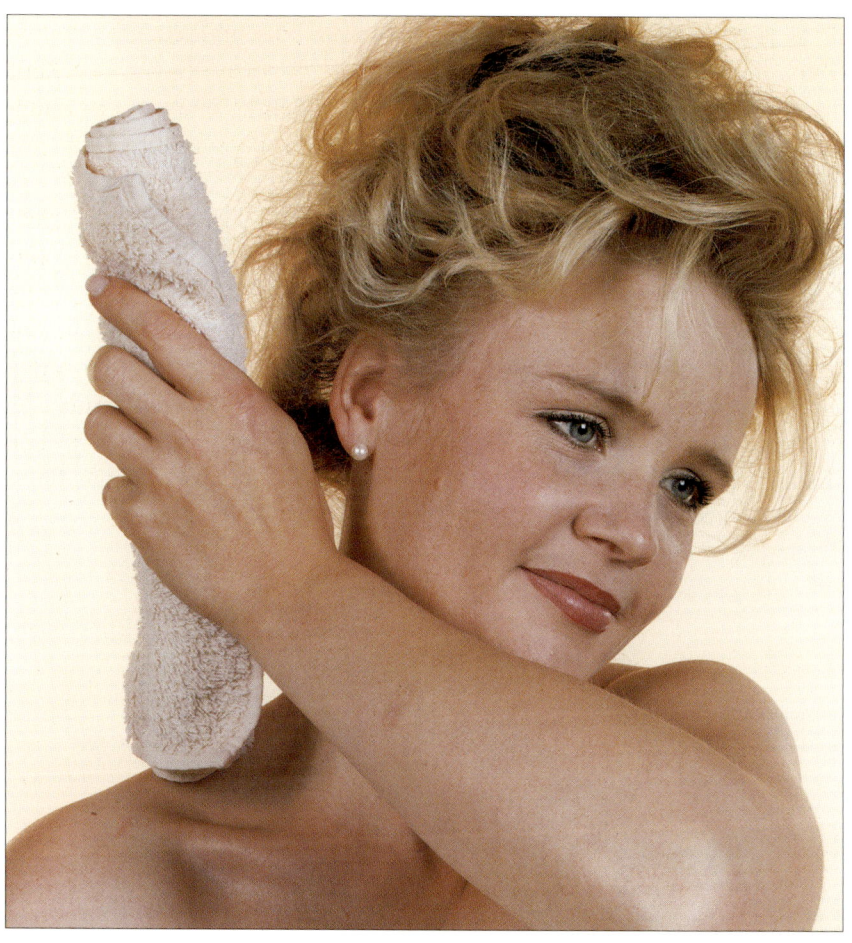

Bei Verspannungen im Nackenbereich kann man sich zusätzlich übrigens auch noch etwas anderes Gutes tun: Man rollt ein Handtuch oder Gästetuch zusammen, gießt oben vorsichtig heißes Wasser in die Rolle hinein und betupft damit Nacken und Schultern (Abb. oben).

Am besten stellt man sich dazu in eine Schüssel oder in die Duschkabine oder Badewanne, damit das Wasser – das ruhig fast kochend heiß sein darf – nicht auf den Boden tropft.

Statt der heißen Kompresse kann man auch ein Kamilledampfbad machen, wie es bei Erkältungen häufig praktiziert wird: Einfach den Kopf über eine Schüssel mit kochend heißem Kamillentee beugen, ein Handtuch darüber decken und den Kamillendampf ein paar Minuten lang auf die Gesichtshaut einwirken lassen.

Vorsicht: Frauen, die an Couperose leiden, dürfen diese Wärmebehandlungen nicht durchführen, da sich sonst die unschönen roten Äderchen im Gesicht noch mehr erweitern!

Im Anschluss an die Wärmebehandlung können Mitesser und andere Hautunreinheiten vorsichtig ausgedrückt werden (Abb. unten). Auch das ist allerdings nichts für Frauen mit Couperose oder schwerer Akne; in solchen Fällen dürfen Hautunreinheiten grundsätzlich nur von der Kosmetikerin entfernt werden.

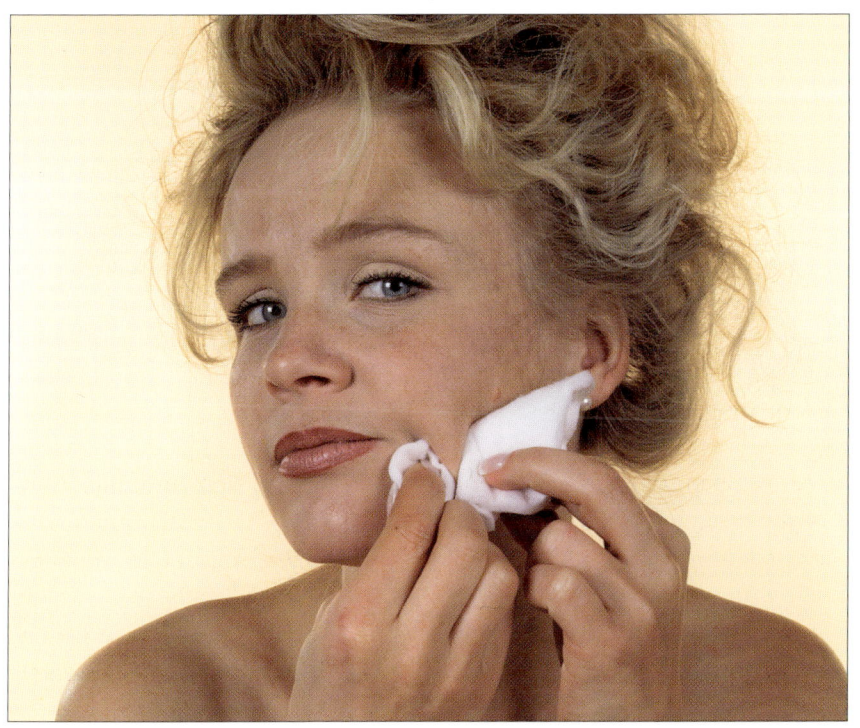

Die richtigen
Gesichtsmassage-Griffe fürs Peeling

Ab und zu kann man seiner Gesichtshaut auch ein Peeling gönnen. Wie oft, das hängt von der Jahreszeit ab: Im Sommer braucht man eine stärkere Hornschicht, um die Haut vor der Einwirkung des Sonnenlichts zu schützen. Auch im Winter ist eine dickere Hornschicht als Schutz vor Kälte von Vorteil. Nur in den Übergangsjahreszeiten – Frühjahr und Herbst – darf man ruhig etwas öfter peelen. Aber auch nicht zu oft: Bei trockener Haut empfiehlt sich nur etwa alle vier Wochen ein Peeling; fettige Haut verträgt es durchaus einmal pro Woche, „gepeelt" zu werden. Frauen mit sehr trockener Haut (vor allem, wenn sie schon in etwas reiferem Alter sind) können auch ganz aufs Peeling verzichten und die abgestorbenen Hautschüppchen stattdessen mit einer sehr feinen, weichen Gesichtsbürste oder einem Schwämmchen und Reinigungsmilch schonend entfernen.

Man sollte unbedingt ein Peeling mit Polyethylenkörnchen verwenden, die abgerundet sind, und keines mit zerstoßenen Obstkernen; bei Letzteren sind die Körnchen nämlich nicht abgerundet und können daher ganz feine Risse in der Haut verursachen, durch die eventuell Hautreizungen entstehen oder Bakterien in die Haut eindringen. Dies könnte eine unangenehme Hautentzündung geben.

Auch das Gesichtspeeling wird von oben nach unten einmassiert. Man beginnt mit kleinen Kreisen auf der Stirn. Die Augenpartie wird ausgespart; in diesem Bereich ist die Haut für ein Peeling zu empfindlich und außerdem gibt es dort auch gar keine Hornschicht, die entfernt werden müsste. Es folgen kleine Kreise auf Wangen, Nase und Kinn und am Hals.

Zum Abschluss wollen wir Ihnen noch ein recht einfaches, jedoch wirkungsvolles Naturkosmetik-Rezept für ein besonders mildes Peeling beschreiben, das man leicht selbst herstellen kann: Man zerstößt dazu Leinsamen im Mörser und vermischt diesen dann mit etwas Sonnenblumenöl oder anderem Öl. Das Peeling wird anschließend mit einer warmen Kompresse wieder abgenommen.

Programm für Schönheit und Wohlbefinden: die Berufsfachschule für Kosmetik

Gesichtsmassage, Farb- und Stilberatung, Gewichtsmanagement, Energie- und Entspannungsmassage der Füße, fachkundige Hilfe bei Hautproblemen wie Akne, Fältchenbildung, Couperose ... All das und noch vieles andere mehr steht auf dem Programm der Berufsfachschule für Kosmetik in Stuttgart. Die Schule bietet eine umfassende Ausbildung und Fortbildungskurse für Kosmetikerinnen, Fußpflegerinnen und andere interessierte Personen an.

Diplomsozialpädagogin und Heilpraktikerin Margarete Franczak, die Leiterin der Fachschule, hat das Reinigungs-, Gesichtsmassage- und Lymphdrainageprogramm für dieses Buch entwickelt; von ihr stammen auch die Empfehlungen für die Abkühlung nach der Gesichtsmassage. Das breit gefächerte Programm, das sie ihren Schülerinnen zur Ausbildung anbietet, können auch private Kunden und Kundinnen nutzen: Sie erfahren an der Schule z. B., wie sie Farben als Möglichkeiten der persönlichen Selbstentfaltung und Weiterentwicklung nutzen können, und erhalten eine detaillierte Make-up-Beratung und ihren persönlichen Farbpass. Oder sie lernen, wie man Gewichtsprobleme meistert, ohne entbehrungsreiche Diäten auf sich nehmen zu müssen, die ohnehin meist nichts nützen. Sie können ihre Füße mit einer Energie- und Entspannungsmassage verwöhnen lassen, die auf den Erkenntnissen der Fußreflexzonenmassage und des Qi Gong aufbaut, oder erfahren, wie sie ihre Problemhaut in den Griff bekommen, Fältchen lindern und Cellulite wirksam bekämpfen können. Die Adresse der Kosmetikfachschule finden Sie im Anhang dieses Buches.

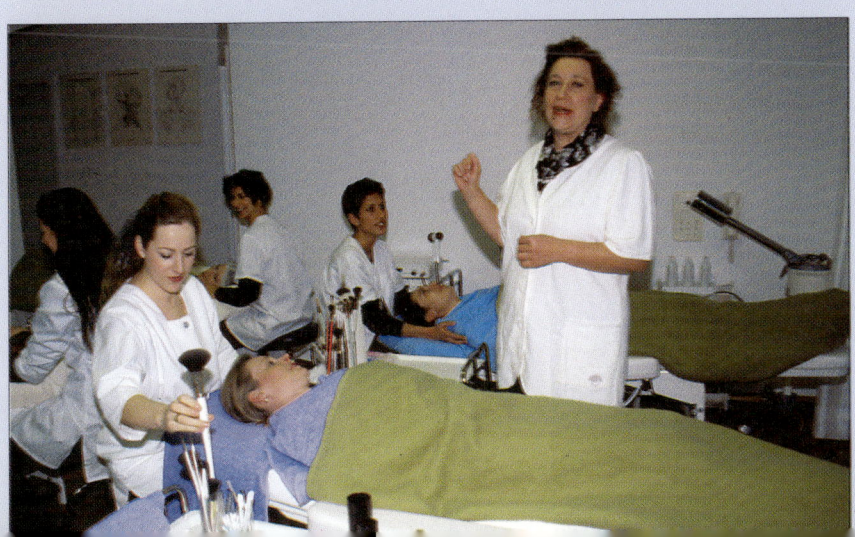

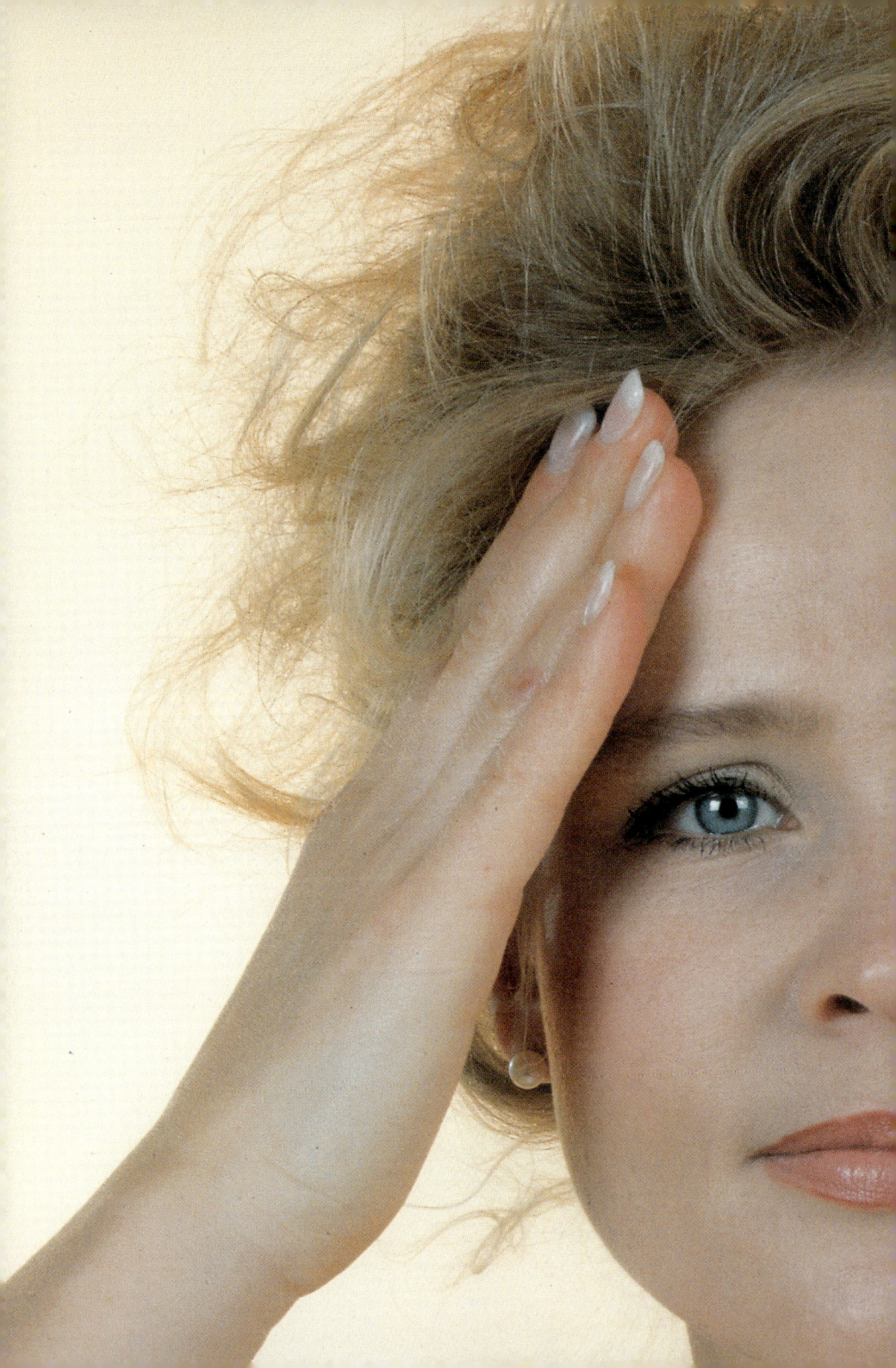

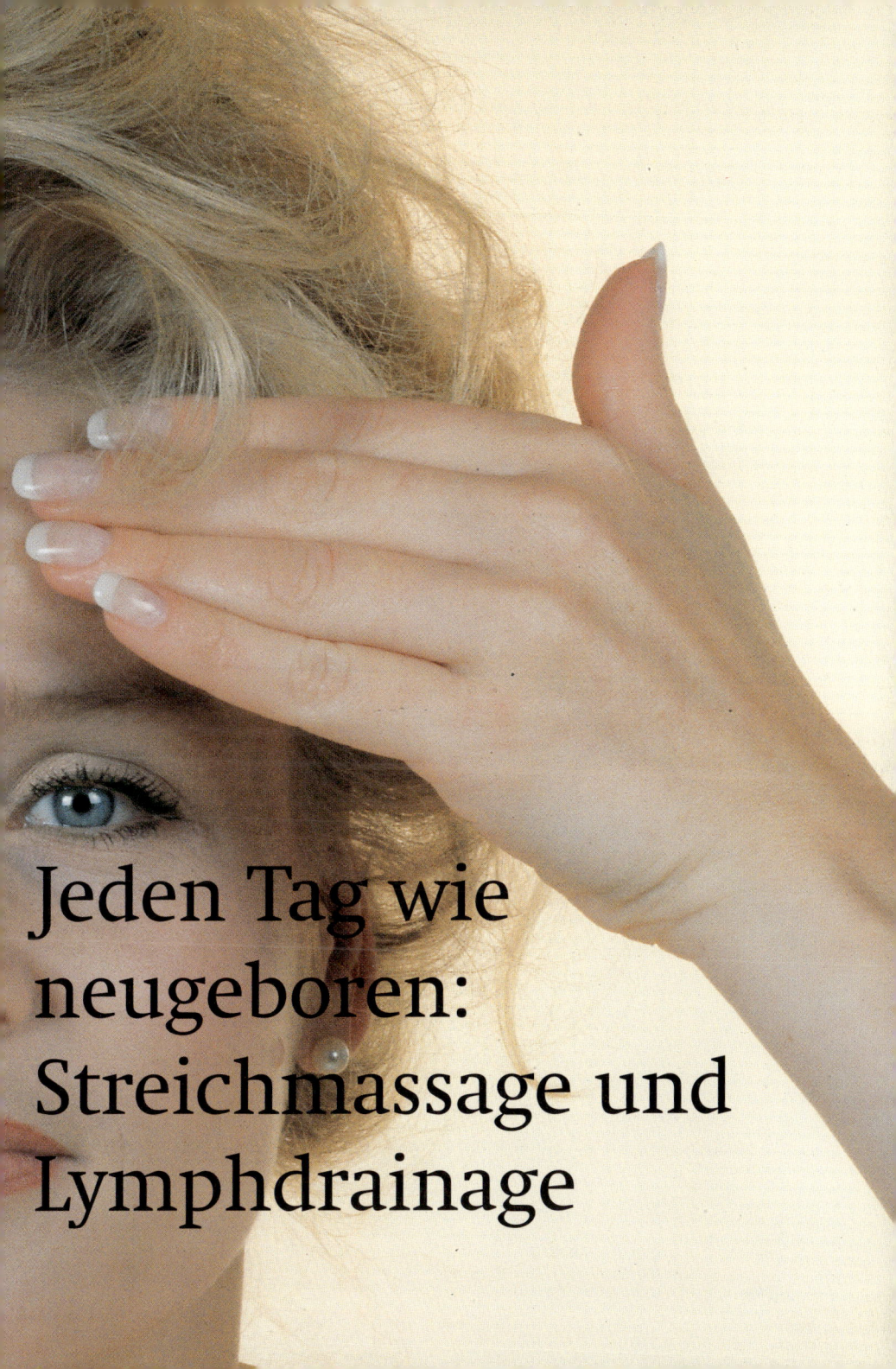

Jeden Tag wie
neugeboren:
Streichmassage und
Lymphdrainage

Die Massage in diesem Kapitel ist eine Kombination aus sanften, streichenden oder leicht knetenden Bewegungen und einer Lymphdrainage, die entwässert und Schlacken aus dem Gewebe abtransportiert. Sie dauert insgesamt nicht länger als zehn Minuten pro Tag; so viel Zeit sollte man sich für seine Schönheit schon nehmen.

Lymphdrainage – sanfte Entwässerung und Entschlackung

Das Lymphgefäßsystem ist ein verzweigtes Flüssigkeitssystem, das unseren ganzen Körper durchzieht. Es bringt Baustoffe zu den Zellen im Gewebe, transportiert aber auch Abfallstoffe aus den Geweben ab. Außerdem erfüllt es wichtige Funktionen für unsere Immunabwehr.

Im Gegensatz zu unserem Blutkreislauf ist das Lymphgefäßsystem kein geschlossener Kreislauf. Die Lymphgefäße beginnen blind im Zwischenzellraum, nehmen die Lymphflüssigkeit aus dem Gewebe auf und vereinigen sich nach und nach zu immer größeren Zweigen, bis sie schließlich in zwei im Thoraxraum liegende große Hauptlymphstämme einmünden. Im Venenwinkel (dem Zusammenfluss von Hals- und Schlüsselbeinvene) mündet das Lymphsystem dann in das venöse System ein; auf diese Weise wird die Lymphe dem Blut zugeführt.

Die farblose bis hellgelbe Lymphe, die in den Lymphgefäßen fließt, besteht aus Wasser und verschiedenen Abfallstoffen, die ausgeschieden werden: abgestorbenen Zellen, Zelltrümmern, Bakterien, Staub und Schmutzteilchen. Außerdem enthält sie weiße Blutkörperchen (Lymphozyten), die für unser Immunsystem wichtig sind.

Zwischen die Lymphbahnen sind immer wieder linsen- bis bohnengroße Lymphknoten eingeschaltet – Filterstationen, die die Lymphe von Krankheitserregern, aber auch von Giftstoffen und Ruß- und Staubteilchen reinigen, die wir eingeatmet haben. Außerdem werden hier Zelltrümmer und zu alt gewordene, „ausgediente" Lymphozyten abgebaut. Daneben werden in den Lymphknoten aber auch zwei Arten von Lymphozyten – die B- und die T-Lymphozyten – produziert. Sie spielen eine wichtige Rolle bei der Bekämpfung in den Körper eingedrungener Mikroorganismen. Wenn die Lymphknoten durch eine Infektion aktiviert werden, schwellen sie an und beginnen zu schmerzen.

Im Gegensatz zu unserem Blutkreislauf, bei dem das Herz als „Pumpe" fungiert, ist der Lymphfluss mehr oder weniger abhängig von den Bewegungen seiner Umgebung. Durch die Kontraktionen unserer Muskeln, die stattfinden, wenn wir uns bewegen, wird er angeregt. Deshalb bekommen wir schwere, geschwollene Beine, wenn wir viele Stunden lang regungslos im Flugzeug sitzen: Die Lymphe staut sich dann in den Beinen und kann nicht abfließen. Aus dem gleichen Grund haben wir morgens beim Aufwachen geschwollene Augenlider: Da wir die Lider während des Schlafens ja kaum bewegen, sammelt sich dort über Nacht Flüssigkeit an. Wenn wir dann eine Zeit lang wach sind, gehen diese Schwellungen meist wieder zurück; denn durch das Auf- und Zuschlagen unserer Augenlider kommt der Lymphfluss in Gang.

Aber auch durch gezielte Massagen kann man den Lymphfluss anregen. Das geschieht bei der Lymphdrainage, einer Massage, bei der die Aktivität der Lymphgefäße im ganzen Körper stimuliert wird. Die Lymphe kann dadurch besser und rascher abfließen; Lymphstauungen im Gewebe werden beseitigt.

Auch in der Kosmetik spielt die Lymphdrainage eine wichtige Rolle. Denn auch im Gesicht – vor allem rund um die Augen – kommt es oft zu sehr unschönen Wasseransammlungen, die sich durch eine Lymphdrainage im Kopf- und Halsbereich beseitigen lassen. Wenn man diese Lymphdrainagegriffe regelmäßig durchführt, haben sie gleichzeitig auch eine vorbeugende Wirkung und sorgen dafür, dass solche unschönen Tränensäckchen gar nicht erst entstehen. Außerdem ist die Lymphdrainage ein sehr wirksames „Schnellverfahren", wenn nach einer durchfeierten oder zu kurzen Nacht das Gesicht verquollen oder die Augenumgebung angeschwollen ist.

Natürlich spielt die Lymphzirkulation auch für die Gesunderhaltung der Haut eine wichtige Rolle, denn sie wirkt nicht nur entwässernd, sondern gleichzeitig auch entschlackend: Abfallprodukte können rascher aus

Wann man keine Lymphdrainage durchführen sollte

◆ **Bei akuten Infektionen oder sonstigen Entzündungen:** Bei einer Infektion im Halsbereich (Husten, Halsschmerzen, Mandelentzündung, Grippe usw.) schmerzen die Lymphknoten meistens und sind angeschwollen. Dann sollte man auf die Lymphdrainage verzichten, denn man könnte dadurch eine Weiterverbreitung der Krankheitserreger über das Lymphsystem erreichen.

◆ **Bei Krebs:** Auch entartete Zellen können über das Lymphsystem im ganzen Körper ausgebreitet werden. Deshalb darf eine manuelle Lymphdrainage, die ja den Lymphfluss – und damit möglicherweise auch die Verbreitung kranker Zellen – anregt, vom Laien nicht durchgeführt werden.

◆ **Bei einer Thrombose:** Thrombosen sind Blutgerinnsel innerhalb von Blutgefäßen, die bei Patienten mit Krampfadern, Venenentzündungen usw. besonders häufig vorkommen. Dabei besteht immer die Gefahr einer Embolie – das heißt, das Blutgerinnsel oder ein Teil davon kann sich ablösen und über die Blutbahn in Lunge oder Gehirn gelangen. Das kann bei Thrombosepatienten durch eine Lymphdrainage begünstigt werden.

◆ **Bei Herzödemen,** das heißt bei Patienten mit Herzerkrankungen, die an Schwellungen an Armen oder Beinen oder im Gesicht leiden: Durch eine Lymphdrainage ließen sich diese Wasseransammlungen im Gewebe zwar beseitigen, aber die dabei anfallende Flüssigkeitsmenge würde das Herz zu sehr belasten.

◆ **Bei Schilddrüsenfunktionsstörungen** darf die Halslymphknotenkette nicht behandelt werden, denn eine Lymphdrainage in diesem Bereich würde zu einer erhöhten Ausschüttung von Schilddrüsenhormonen führen.

◆ **Bei Asthma:** Eine Lymphdrainage könnte unter Umständen einen Asthmaanfall auslösen.

dem Gewebe ausgeschieden werden. Gleichzeitig stimuliert die Lymph-drainage die Produktion von Lymphozyten, die Krankheitserreger, wie sie unter anderem auch bei der Entstehung von Akne eine Rolle spielen, ein-fach „auffressen". Daher ist eine regelmäßige Lymphdrainage bei Akne besonders wichtig; Hautunreinheiten lassen sich dadurch (natürlich in Kombination mit der entsprechenden Hautpflege) bessern.

Und nicht zuletzt stärkt die Lymphdrainage auch unser Immun-system. Fast die Hälfte unserer Lymphknoten konzentriert sich in der Hals-Rachen-Region. Das ist die „vorderste Front" unserer Abwehr gegen Krankheitserreger, die über Mund oder Nase in unseren Körper gelangen. Durch eine Lymphdrainage in diesem Bereich werden diese Lymphkno-ten stimuliert, und der Lymphfluss wird verstärkt und beschleunigt, so-dass Abwehrkörper rascher an ihren Bestimmungsort gelangen und Viren und Bakterien schneller abgetötet und beseitigt werden können.

Streichmassage: die tägliche „Entfaltung" Ihres Gesichts

Streng genommen handelt es sich hierbei nicht um eine reine Streich-massage, denn auch sanfte Knetgriffe werden dabei ausgeführt. Bei den zarteren, empfindlicheren Gesichtspartien beschränkt man sich auf Streichbewegungen, während an den Gesichtskonturen (überall dort, wo das Gesicht in den Hals übergeht – beispielsweise an der Kinnpartie) und im Wangenbereich ruhig auch leicht geknetet werden darf, denn in die-sen Bereichen wird das Gewebe besonders leicht schlaff; es folgt dem un-barmherzigen Zug der Schwerkraft und beginnt irgendwann nach unten zu hängen. Deshalb sind hier schon etwas kräftigere Reizgriffe notwen-dig, um das Gewebe zu straffen.

Die Druckstärke ist von Person zu Person unterschiedlich. Als Kosme-tikerin macht man immer wieder die Erfahrung, dass bei manchen Men-schen recht starker Druck ausgeübt werden kann, während andere ausge-sprochen empfindlich sind. Aber wenn man sich selbst das Gesicht mas-siert, entwickelt man rasch ein Gespür dafür, wie fest man „zufassen" darf. Im Zweifelsfall gilt: Lieber zu leicht als zu stark! Die Gefahr besteht nämlich eher darin, dass man sein Gesicht nach dem Motto „Viel hilft viel" zu fest massiert und sich dadurch die Haut verschiebt. Damit erreicht man genau das Gegenteil von dem, was man möchte.

Ansonsten kann man bei dieser Gesichtsmassage eigentlich kaum etwas falsch machen. Es kann höchstens passieren, dass man sich – vor allem im Bereich von Stirn, Augen und Lippen – beim Massieren Falten ins Gesicht „hineinbügelt", statt sie zu glätten. Deshalb sollte man die Gesichtsmassage, wie bereits erwähnt, zur Kontrolle immer vor dem Spiegel durchführen.

Die zweite Gefahr besteht darin, bei den Knetgriffen im Gesichtskonturenbereich zu wenig „Fleisch" zwischen die Finger zu nehmen und das Gewebe dadurch zu kneifen und zu schädigen. Wir bezeichnen das scherzhaft als „Pferdebiss". Auch hier hilft die Kontrolle vor dem Spiegel.

Genau wie bei der Lymphdrainage arbeitet man sich auch bei der Streichmassage des Gesichts von oben nach unten vor. Erstens lässt sich gestaute Flüssigkeit dadurch besser aus dem Gewebe abdrainieren; zweitens neigen wir Menschen im Westen ohnehin dazu, zu sehr im Kopf zu leben, und es tut uns ganz gut, diese Anspannung einmal aus dem Kopfbereich nach unten abzuleiten.

Die Lymphdrainage kann auch „trocken" – das heißt ohne Massageöl oder Creme – durchgeführt werden. Mit der Streichmassage hingegen massiert man sich am besten gleich seine Nachtcreme ein, oder man verwendet Gesichtsmassageöl oder Jojobaöl (aber auf keinen Fall Körperöl). Es bietet sich an, vorher den Inhalt einer pflegenden Ampulle auf die Gesichtshaut zu geben und erst dann das Öl oder die Nachtcreme einzumassieren. Auf diese Weise können die Wirkstoffe der Ampulle besonders gut einwirken.

Wer unter Couperose (erweiterten, geröteten Äderchen im Gesicht) leidet, sollte sich auf die Lymphdrainage und die Streichmassage beschränken und auf die in diesem Kapitel ebenfalls beschriebenen Knetgriffe im Kinn- und Wangenbereich lieber verzichten, weil diese die Haut zu sehr reizen würden. Die Lymphdrainage sollte man aber regelmäßig durchführen, weil sich damit gerade bei Couperose sehr gute Erfolge erzielen lassen! Reizungen und Rötungen im Gesicht sind nämlich häufig mit einer Ödembildung verbunden. Wenn man das Wasser abdrainiert, lässt sich die Couperose dadurch lindern; die unschönen Äderchen werden blasser.

Frauen mit Akne dürfen überhaupt keine Gesichtsmassage, sondern nur die Lymphdrainage und die Druckpunktmassage (Shiatsu) durchführen. Denn erstens könnten sie durch das Massieren Krankheitserreger verschleppen und ausbreiten, und zweitens würde die Überhitzung und Überrötung bei der Gesichtsmassage entzündliche Prozesse verstärken. Deshalb sollten Aknepatienten die Gesichtsmassage der Kosmetikerin überlassen. Sie dürfen aber ruhig regelmäßig jeden Tag die Lymphdrainagegriffe durchführen, da Lymphdrainage gut gegen Hautunreinheiten wirkt.

Lymphdrainage: So wird es gemacht

Die Lymphdrainagegriffe sind in die nun folgende Gesichtsmassage eingebaut; man kann sie aber natürlich auch allein – also ohne anschließende Streichmassage – ausführen. Wichtig ist, danach Mineralwasser zu trinken, um die vermehrte Flüssigkeit zu ersetzen, die durch die Anregung des Lymphflusses ausgeschieden wird. Fachleute führen die Lymphdrainage auf dem abgereinigten Gesicht ohne Nachtcreme oder Öl durch. Mit ein bisschen Creme geht es aber genauso gut.

Bei der Lymphdrainage führen Sie in den vier wichtigsten Lymphknotenbereichen am Hals und im Achselbereich jeweils dreimal fünf sanfte, stehende Kreise mit den Fingerkuppen aus und machen zwischendurch jedes Mal eine Pause: Eins, zwei, drei, vier, fünf – Pause, und dann wieder von vorn. Die Finger dürfen dabei nicht gleiten wie bei einer Massage, sondern kreisen auf der Stelle. Wichtig ist, die Fingerkuppen in lang-

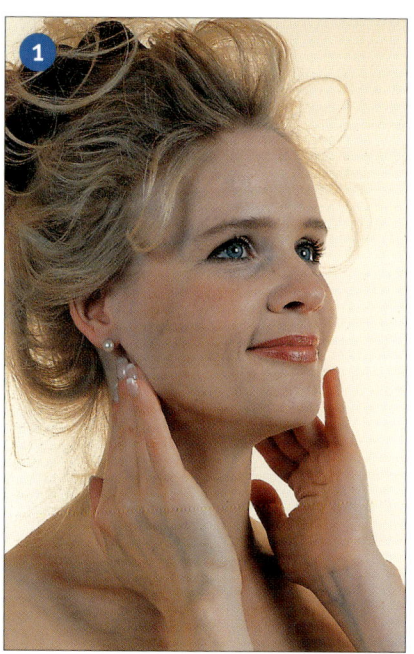
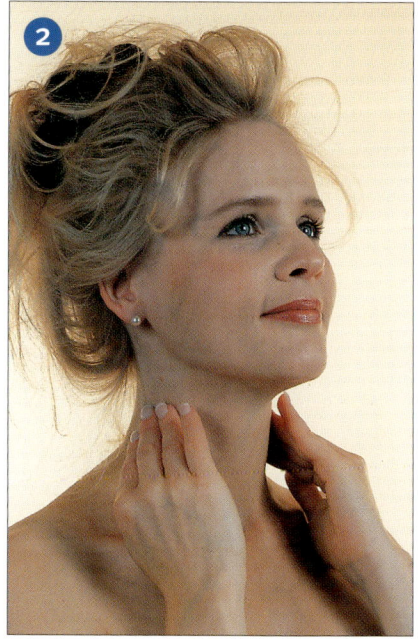

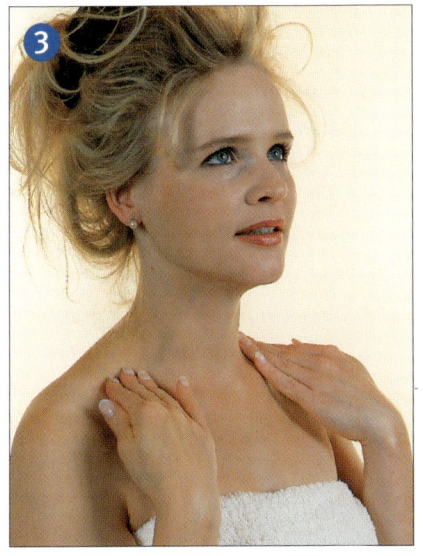

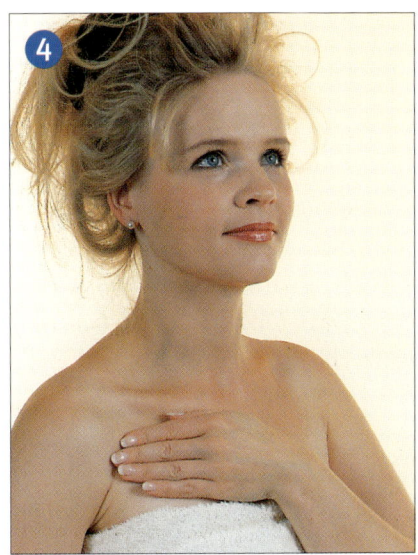

samen, aber rhythmischen Kreisen zu bewegen, da der Lymphfluss keinen eigenen Rhythmus hat, sondern auf die Anregung von außen angewiesen ist. Dabei wird nur leichter Druck ausgeübt.

❶ Die erste Stelle befindet sich etwa einen Fingerbreit unter dem Ohrläppchen. Rechts und links gleichzeitig fünf stehende Kreise ausführen, pausieren, dann wieder fünf stehende Kreise. Das Ganze wird insgesamt dreimal gemacht.

❷ Die zweite Stelle liegt ziemlich genau seitlich in der Mitte des Halses. Auch hier wieder auf der rechten und der linken Seite gleichzeitig fünf sanfte, stehende Kreisbewegungen machen. Dreimal wiederholen.

❸ Die dritte Stelle liegt in der Grube oberhalb des Schlüsselbeins. Wichtig ist hier, dass Sie die Kreisbewegungen zum Herzen hin ausführen; denn schließlich soll die Lymphe in Richtung Herz abfließen.

❹ Die vierte Stelle befindet sich im Achselbereich – aber nicht direkt in der Achselhöhle, sondern davor. Diese Stellen werden nacheinander behandelt. (Zunächst mit der linken Hand auf der rechten Seite dreimal fünf stehende Kreise, dann umgekehrt.)

Die Gesichtsmassage

Alle Griffe, wenn nicht anders gesagt, sollte man fünfmal wiederholen!

❶ Die Stirnmitte wird von der Nasenwurzel aus abwechselnd mit zwei oder drei Fingern der rechten und der linken Hand nach oben hin ausgestrichen. Das wirkt gut gegen Quer- und Zornesfalten auf der Stirn!

❷ Nun teilen sich die Hände und gehen zu den Schläfen. In der Vertiefung an den Schläfen üben Sie etwa fünf Sekunden lang leichten Druck aus. Diesen Schritt können Sie nach jedem Teil der Stirnmassage wiederholen. Achten Sie aber darauf, dass Sie die empfindliche Haut an den Augen dabei nicht verzerren!

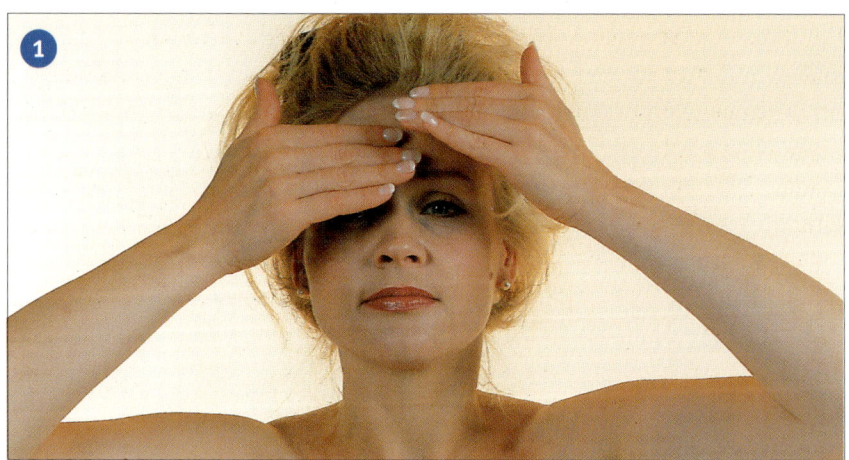

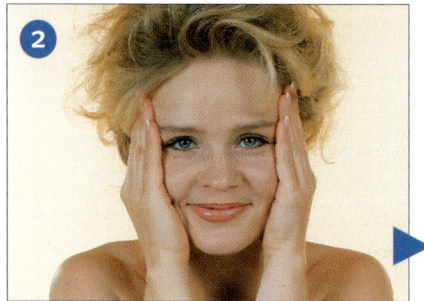

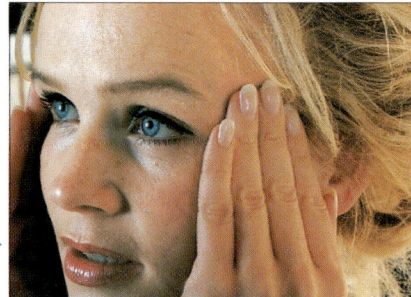

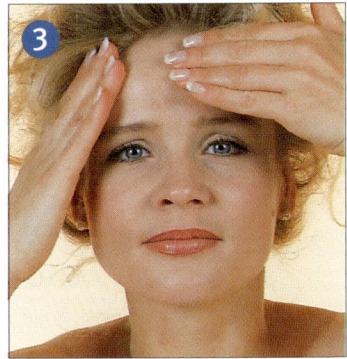
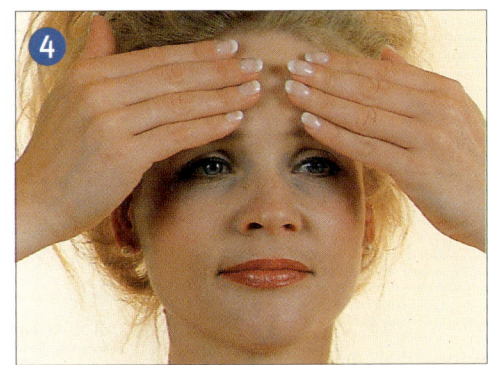

❸ Nun werden kleine Kreise auf der Stirn ausgeführt. Während eine Hand die eine Stirnhälfte bedeckt (um dort Falten zu vermeiden), führt die andere mit drei bis vier Fingern kleine Kreise von innen nach außen aus. An der Schläfe halten die Finger inne; dann kommt die andere Seite dran.

❹ Nun wird die Stirn auf beiden Seiten gleichzeitig einmal von innen nach außen glatt gestrichen.

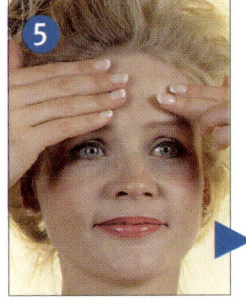
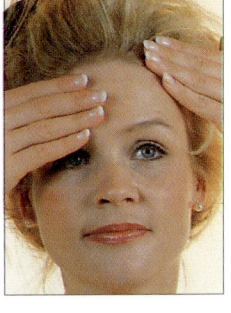

❺ Jetzt mit beiden Händen abwechselnd die Stirn schräg ausstreichen – erst fünfmal nach rechts, dann fünfmal nach links. Auch bei diesem Griff bügelt man sich leicht Falten ein – unbedingt vor dem Spiegel ausführen!

❻ Anschließend mit übereinander gelegten Händen auf der Stirn hin- und her „bügeln". Zum Schluss werden wieder mit beiden Händen die Schläfen gehalten.

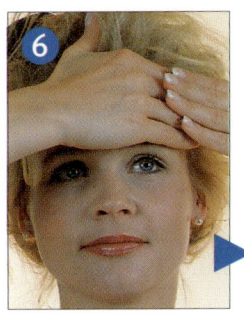
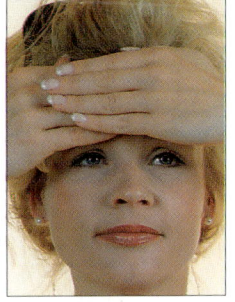

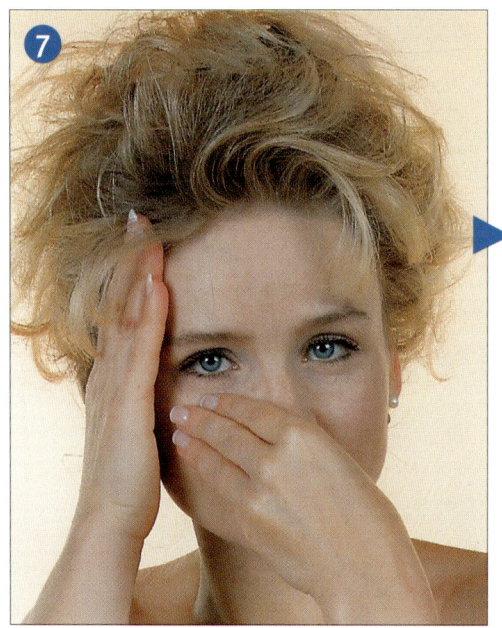
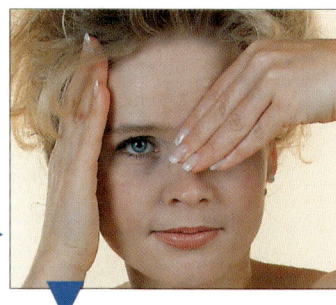
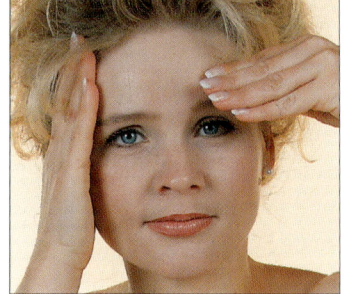

❼ Nun wird die Augenpartie massiert. Halten Sie dazu mit der rechten Hand die rechte Gesichtshälfte; die Augenumgebung ist besonders empfindlich und daher ist es wichtig, dass dieser Massagegriff sehr ruhig ausgeführt wird. Ziehen Sie mit den Fingerkuppen der linken Hand zuerst unter dem rechten Auge und dann über den Nasenrücken und das linke Auge hinweg eine Linie, die in der Form einer halben Acht entspricht. Dann halten Sie mit der linken Hand die linke Gesichtshälfte und vervollständigen mit der rechten Hand diese Acht: zuerst unter dem linken Auge, dann über dem Nasenflügel und zuletzt über dem rechten Auge. Es ist dann, als hätten Sie sich „eine Brille aufgesetzt".

Diese Bewegung wird insgesamt fünfmal wiederholt und muss ganz sanft und behutsam ausgeführt werden, damit man die empfindliche Haut rund um die Augen nicht knittert. Wenn Sie dabei zur Kontrolle in den Spiegel schauen und darauf achten, mit den Fingern keinen Druck auszuüben, kann nicht viel schief gehen!

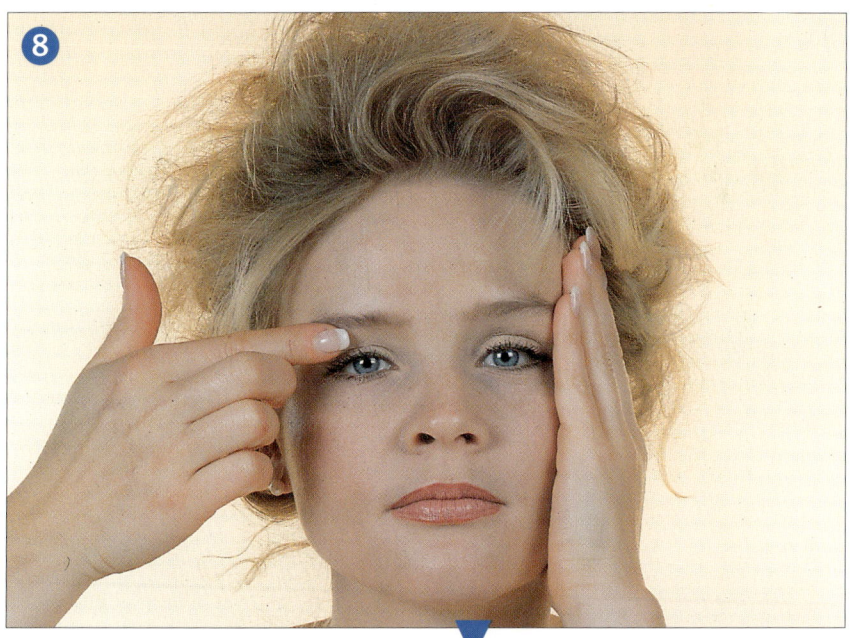

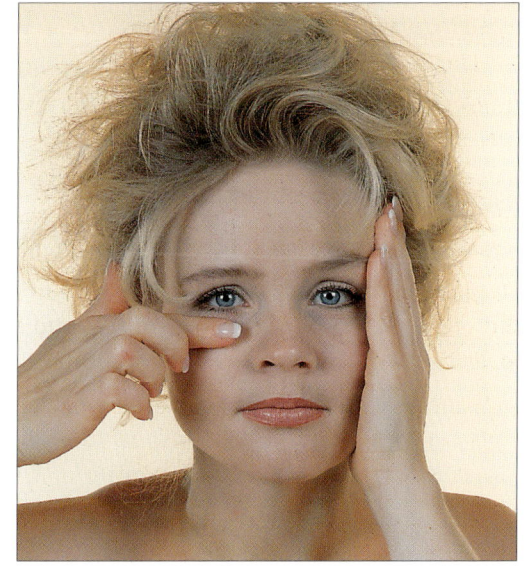

❽ Halten Sie wieder mit der einen Hand eine Gesichtshälfte und streichen Sie auf der anderen Seite mit dem Zeige- oder Mittelfinger der anderen Hand erst über dem Auge und dann unter dem Auge ganz sanft von innen nach außen entlang.

Nachdem Sie diesen Massagegriff fünfmal wiederholt haben, führen Sie ihn auf der anderen Seite aus.

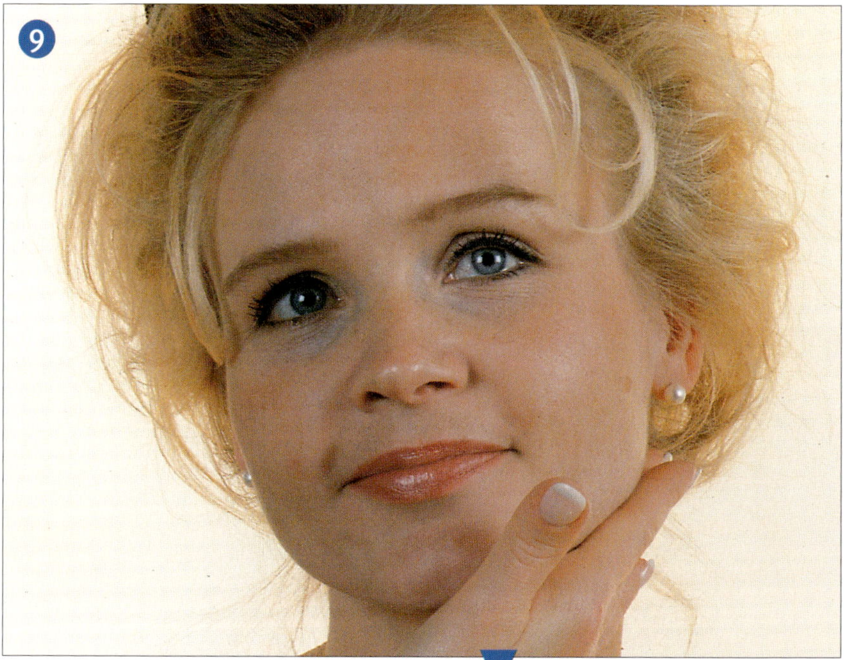

9

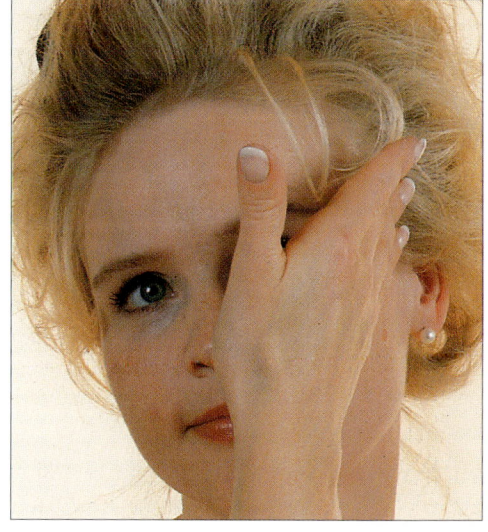

9 Nun wird die Wangenpartie sorgfältig vom Kinn
aus nach oben ausgestrichen,
und zwar bis zur Schläfe. Die
rechte Hand streicht dabei
die linke Gesichtsseite und
umgekehrt.

Achten Sie bitte darauf,
dass Sie sich dabei nicht die
Nackenmuskulatur zerren!

Dieser Massagegriff wird
ebenfalls fünfmal im Wechsel – einmal rechts und einmal links – ausgeführt.

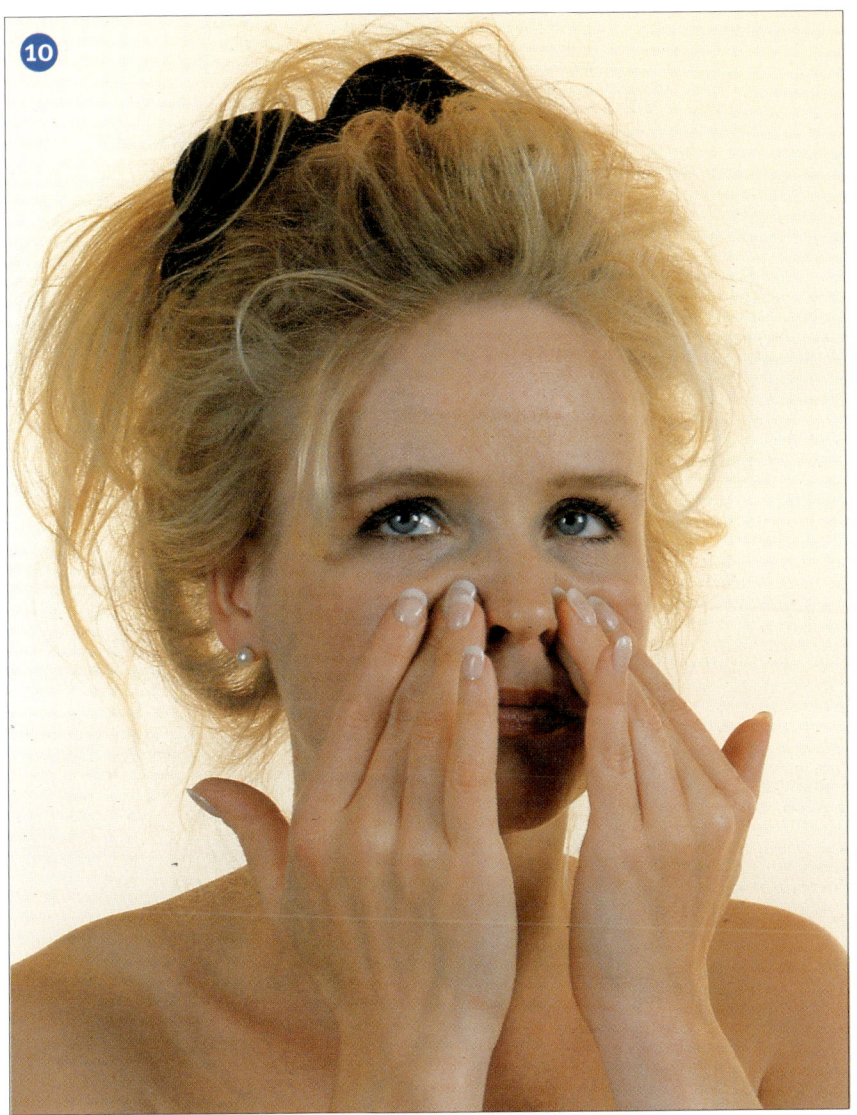

⑩ Mit den Mittelfingern rechts und links gleichzeitig von innen nach außen an den Nasenflügeln kreisende Bewegungen ausführen (fünfmal).

⑪ Jetzt geht es der Nasolabialfalte an den Kragen. Dazu wird die Wangenpartie zunächst einmal mit beiden Händen rechts und links gleichzeitig von der Nase zum Kinn hin ausgestrichen (Abb. unten). Anschließend werden mit den Fingerkuppen kleine Kreise ausgeführt: vom Kinn- und Mundwinkelbereich bis hinauf zu den Nasenflügeln (Abb. rechte Seite). Dann beginnt man wieder von vorn: Zuerst ausstreichen, dann kreisen. Insgesamt fünfmal.

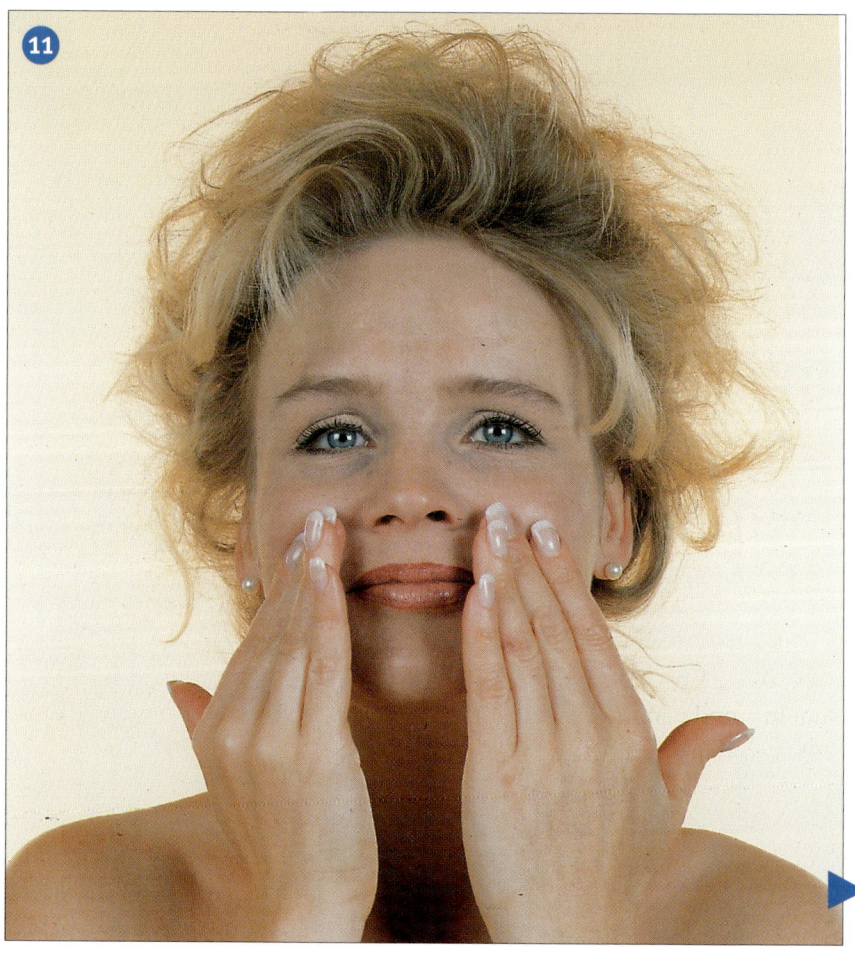

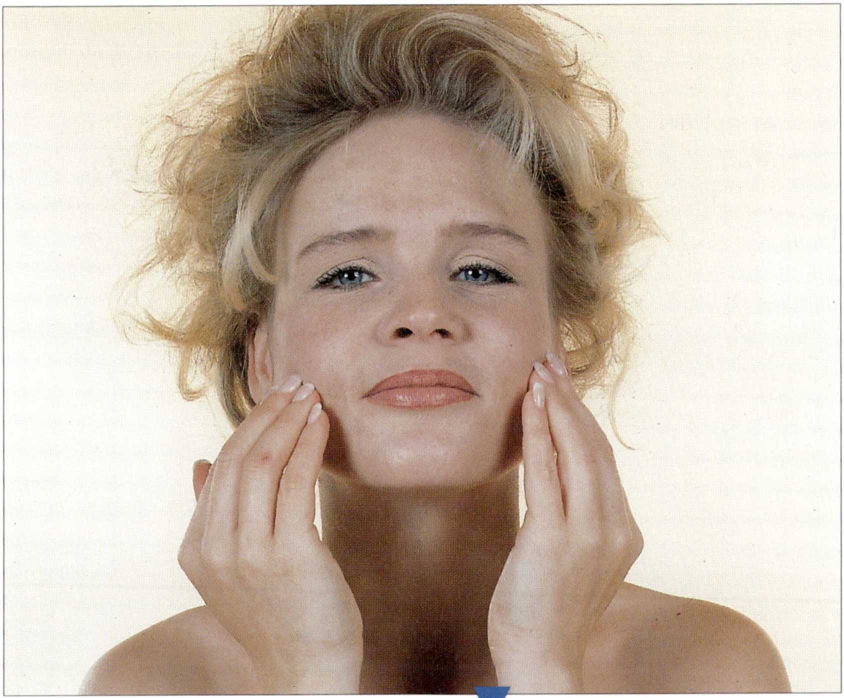

Durch diese Massage wird die Durchblutung in diesem Gesichtsbereich stark angeregt. Man kann der Entstehung der Nasolabialfalte, die sich bei vielen Menschen im Lauf der Jahre zwischen Nasenflügeln und Mundwinkeln eingräbt, vorbeugen und sogar bereits vorhandene Fältchen mildern.

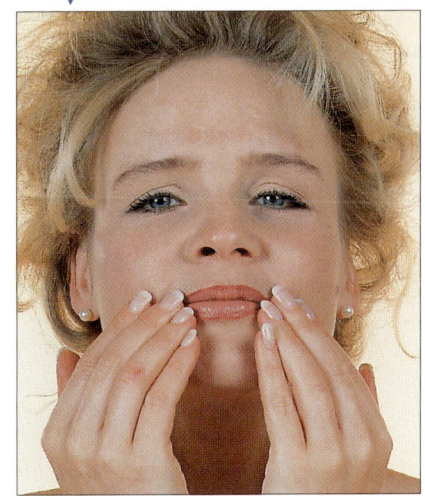

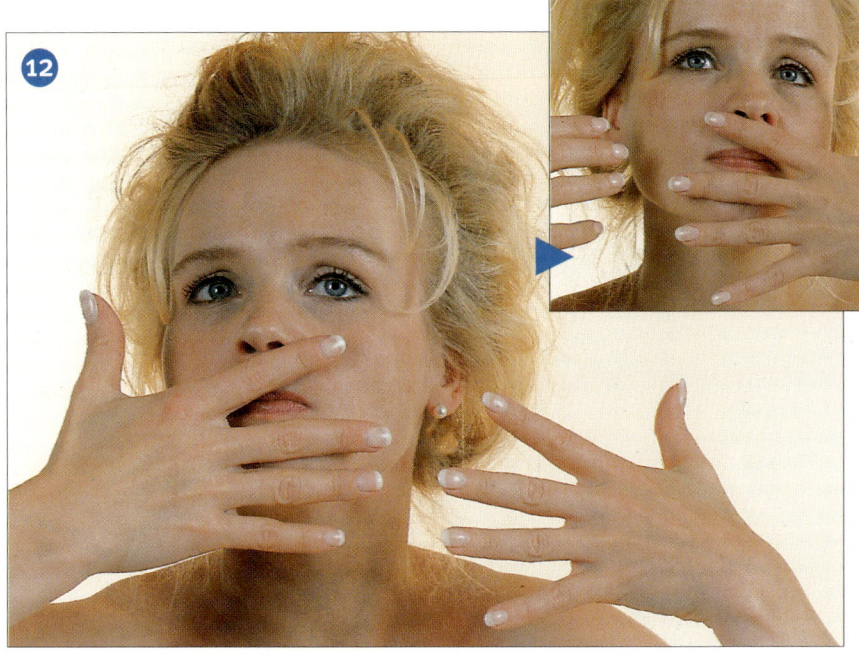

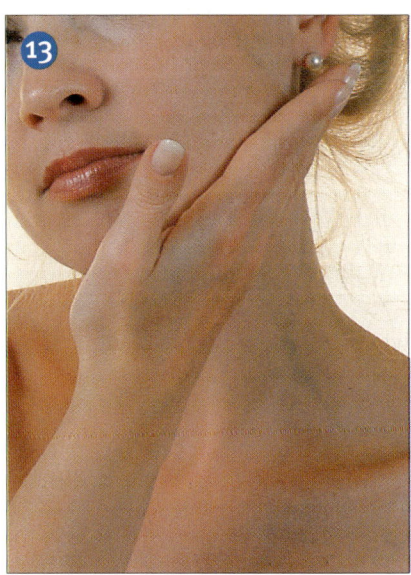

⓬ Mund- und Kinnpartie werden abwechselnd von rechts nach links und von links nach rechts jeweils mit vier Fingern quer ausgestrichen. (Diesen Griff kennen Sie schon von der Gesichtsreinigungs-Massage. Der Mund schaut dabei zwischen den Fingern heraus.)

⓭ Nun streichen Sie wieder fünfmal im Wechsel mit der rechten Hand auf der linken Seite und mit der linken Hand auf der rechten Seite die Wangenpartie vom Kinn aus nach oben aus bis zur Schläfe, wie unter 9 beschrieben.

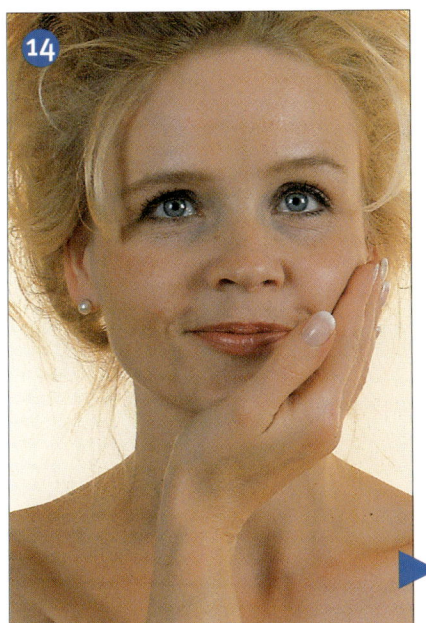

⑭ Zunächst führen Sie Saug-
griffe mit den Handflächen aus: Dazu wird die rechte Handfläche von
unten her dreimal an verschiedenen Stellen leicht hohl auf die linke
Wangenpartie aufgelegt: erst auf
die Kinnpartie, dann auf den Wangenbereich und schließlich noch etwas höher, sodass die Fingerspitzen
die Schläfen berühren. Die Handfläche übt dabei eine leichte, durch-

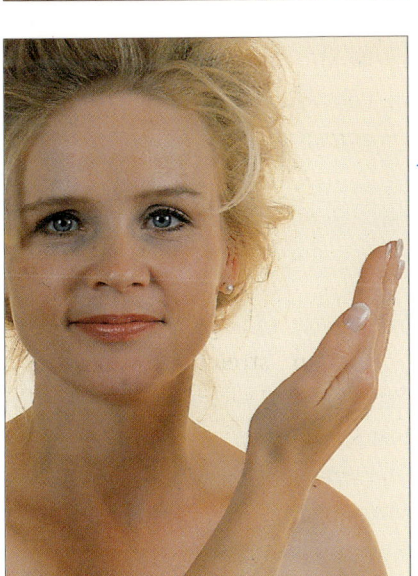

blutungsfördernde Sogwirkung aus.
Dann wird die Hand ruckartig
wieder abgehoben. Anschließend
macht man das Gleiche mit der
rechten Handfläche auf der linken
Gesichtshälfte. Insgesamt fünfmal.
(Man kann diesen Griff auch auf
beiden Gesichtshälften gleichzeitig
ausführen.)

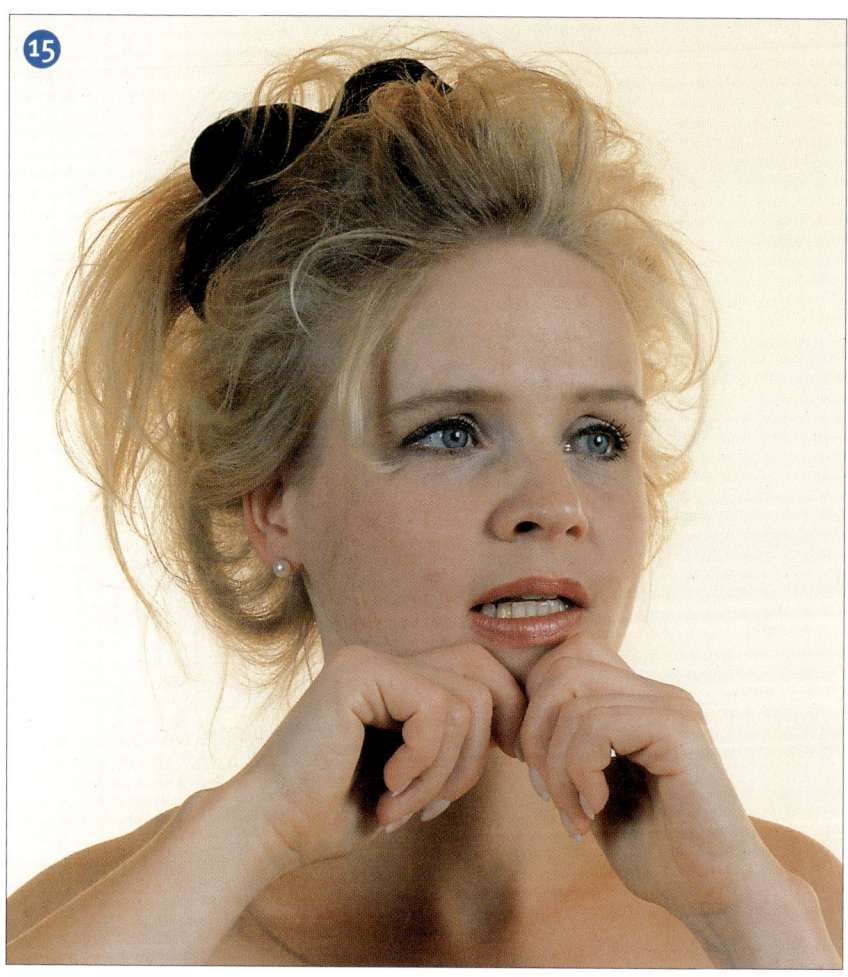

⑮ Dann werden abwechselnd mit den Fingern beider Hände die Gesichtskonturen von innen nach außen mit leichten Knetgriffen bearbeitet – erst die linke, dann die rechte Seite oder umgekehrt. Wieder insgesamt fünfmal. Achten Sie bei dieser Knetmassage darauf, möglichst viel Gewebe zwischen die Finger zu nehmen; denn wenn Sie zu wenig nehmen (der bereits erwähnte „Pferdebiss"), kneifen und schädigen Sie das Gewebe.

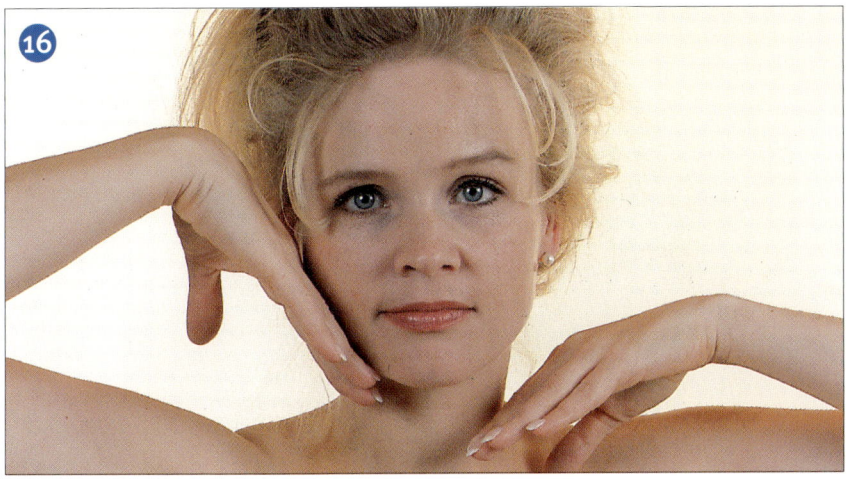

⑯ Streichen Sie nun abwechselnd mit dem rechten und dem linken Handrücken Kinn und Gesichtskonturen bis zum Ohr aus.

⑰ Zum Schluss werden mit der rechten Handfläche auf der linken Seite (und umgekehrt) Hals und Dekolleté ausgestrichen.

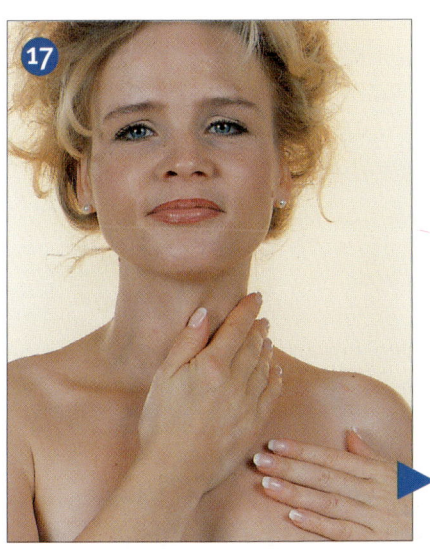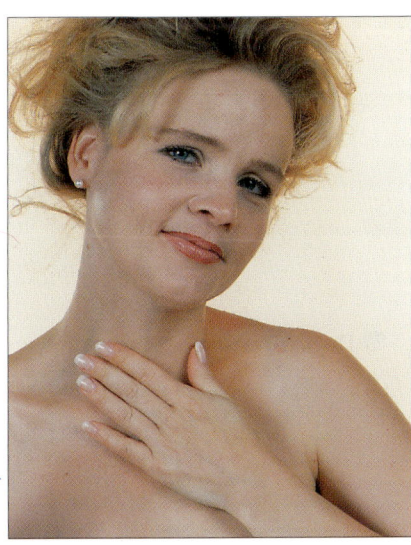

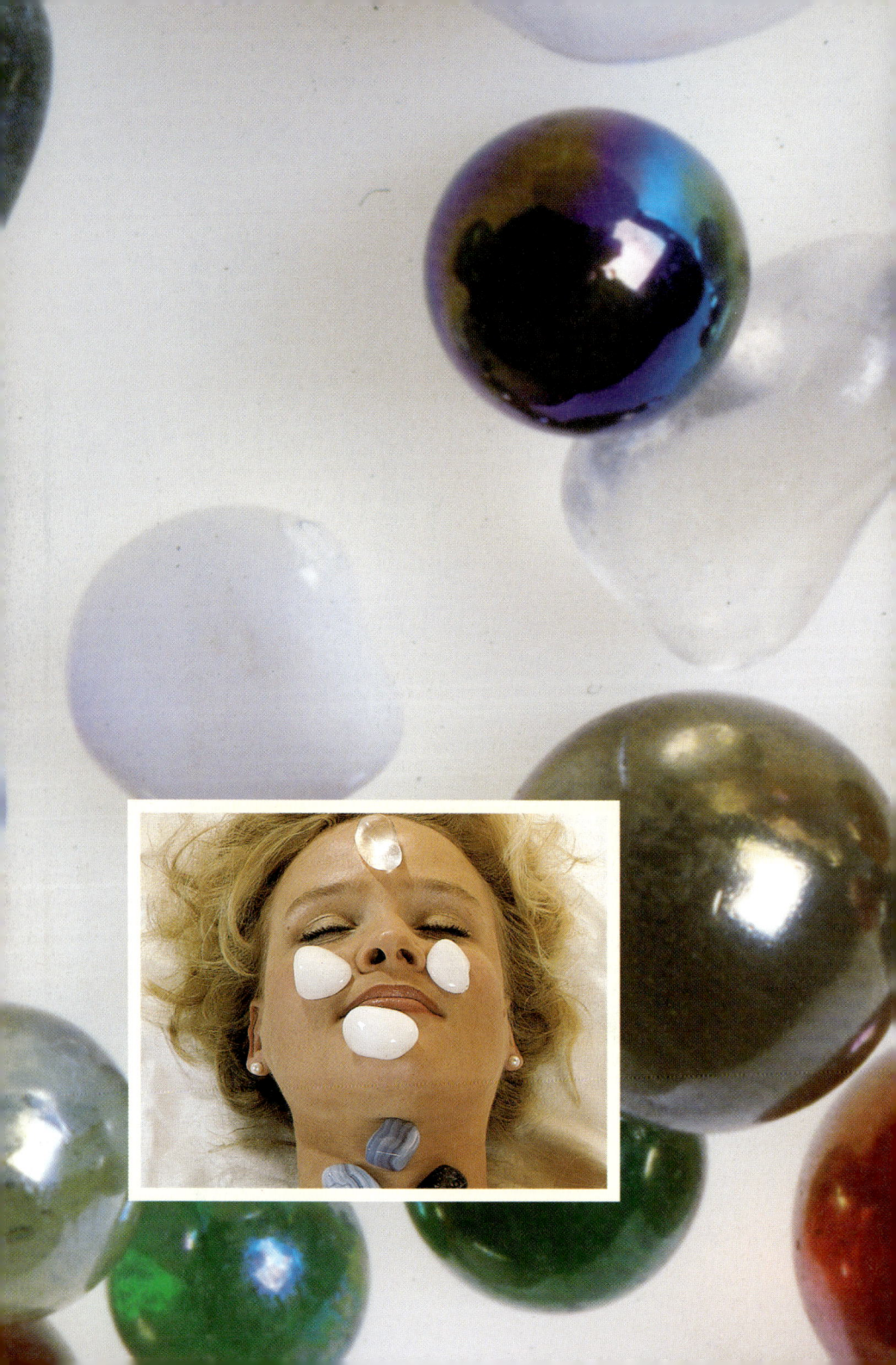

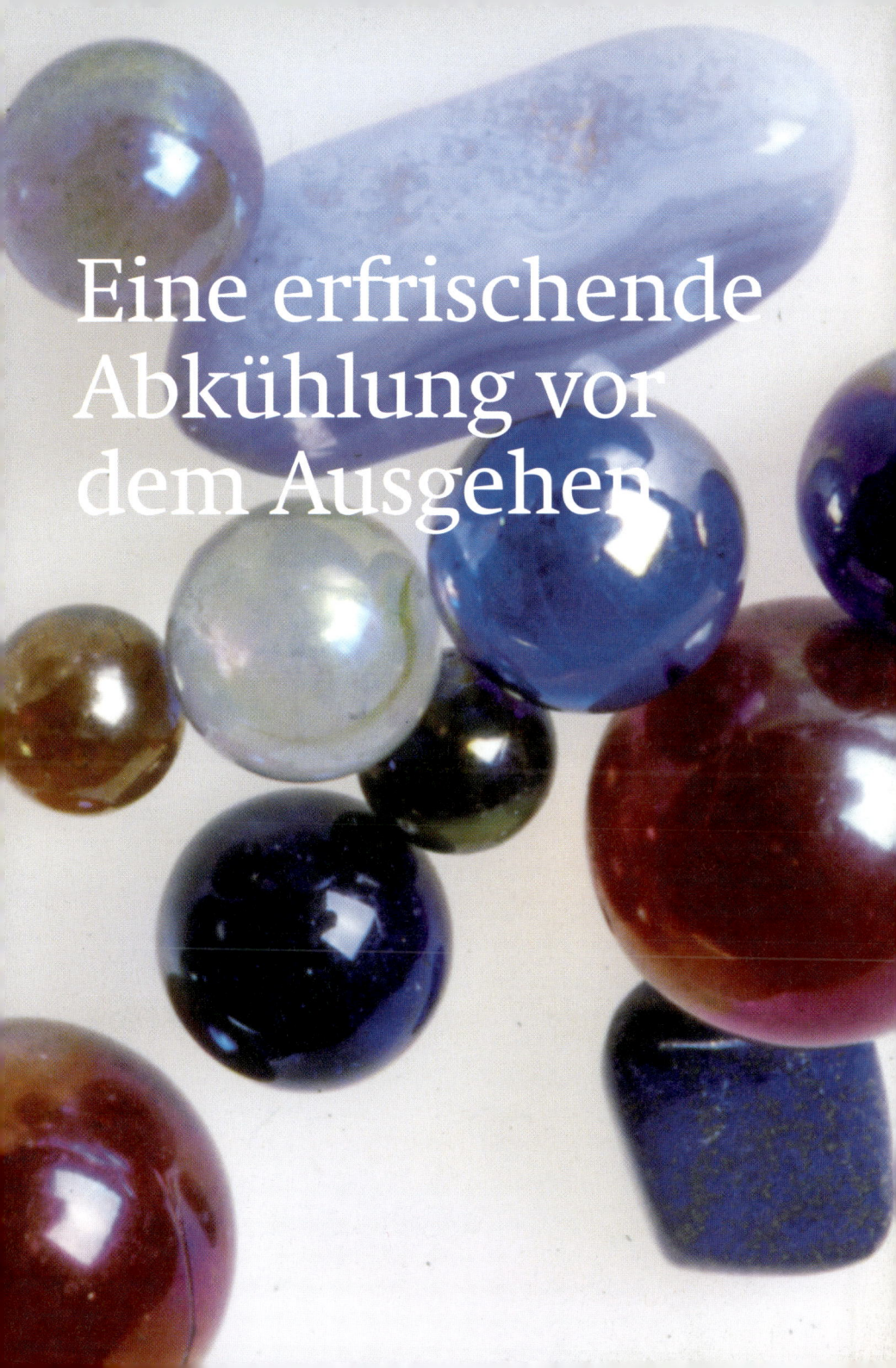

Eine erfrischende Abkühlung vor dem Ausgehen

Am praktischsten ist es, die Gesichtsmassage vor dem Schlafengehen durchzuführen. Das entspannt nicht nur, sondern regt gleichzeitig den Stoffwechsel von Gesichtshaut und Gewebe an, sodass die Haut die Nachtcreme und andere Pflegepräparate (beispielsweise Ampullen) wunderbar aufnehmen kann, während Sie schlafen.

Will man jedoch nach der Gesichtsmassage noch Make-up auflegen und ausgehen, so muss das Gesicht vorher unbedingt gekühlt werden; denn so aufgeheizt, wie die Haut jetzt ist, kann man darauf kein Make-up auftragen. Es würde niemals halten. Doch selbst wenn Sie vorhaben sollten, jetzt gleich schlafen zu gehen, ist eine vorherige kühlende Behandlung angebracht; denn schließlich möchten Sie die kosmetischen Wirkstoffe, die Sie durch die Gesichtsmassage eingearbeitet haben, im Bett ja nicht gleich wieder ausschwitzen. Durch die Kühlung schließen sich die Poren; die Haut wird gewissermaßen „versiegelt" und die einmassierten Pflegepräparate können ihre Wirkung optimal entfalten.

Hierzu gibt es mehrere Möglichkeiten. Man kann zum Beispiel eine kalte Kompresse auflegen: Dazu wird ein kleines Handtuch (etwa von der Größe eines Gästetuchs) mit kaltem Wasser getränkt, gefaltet und über das Gesicht gelegt wie auf Seite 19 beschrieben. Nach etwa zwei Minuten nimmt man die Kompresse wieder ab.

Sanfte Kugelmassage

Man kann aber auch mittelgroße Glaskugeln (beispielsweise Murmeln oder Dekorationskugeln) in den Kühlschrank legen und sich dann – je nach Geschicklichkeit – mit zwei bis vier dieser Kugeln das Gesicht massieren. (Wenn es ganz schnell gehen soll, können Sie die Kugeln auch für kurze Zeit ins Eisfach legen – sie sollen zwar kalt, aber niemals eiskalt sein, weil das die Haut schädigen könnte.)

Eine solche „Kugelmassage" hat eine wunderbar kühlende, erfrischende, straffende Wirkung – auch dann, wenn man morgens nach einer durchfeierten oder schlaflosen Nacht verquollen aufwacht und sein Gesicht möglichst schnell wieder „in Form" bringen möchte.

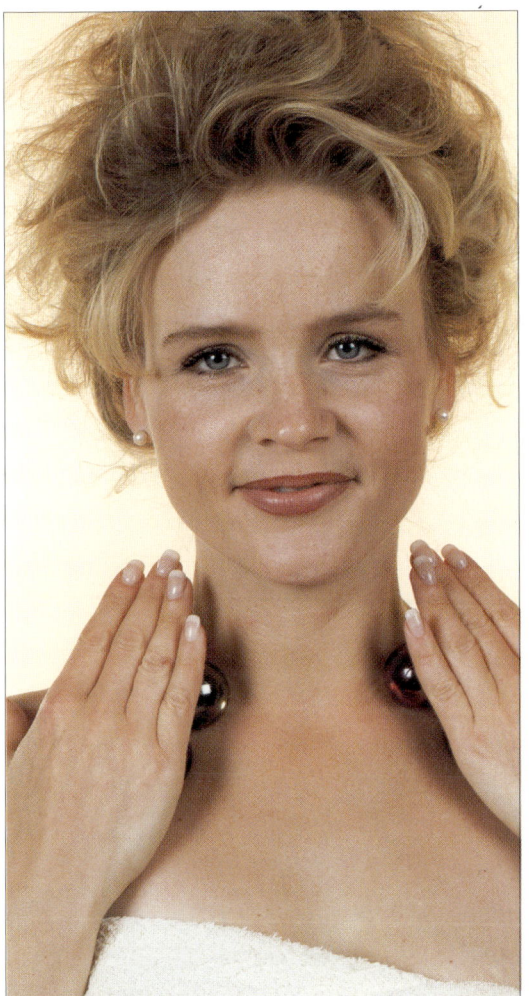

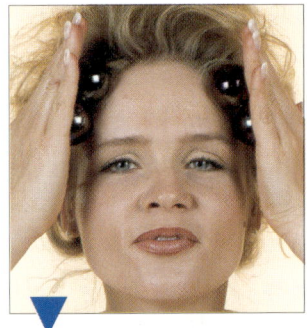

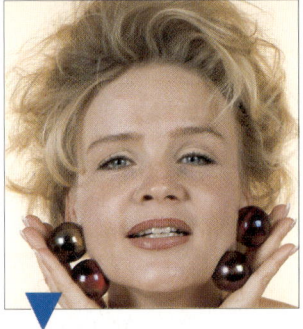

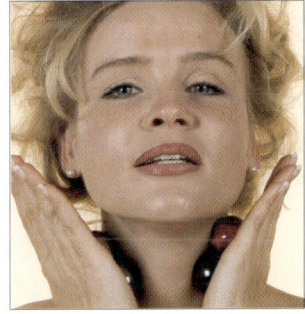

Da die Lymphe ja aus dem Gewebe abfließen soll, wird auch bei dieser Massage wieder von oben nach unten gearbeitet. Rollen Sie die Kugeln mit sanft kreisenden Bewegungen zunächst über die Stirn, dann über beide Wangen und schließlich über Kiefer- und Kinnpartie und den Hals, wie auf den Abbildungen oben gezeigt.

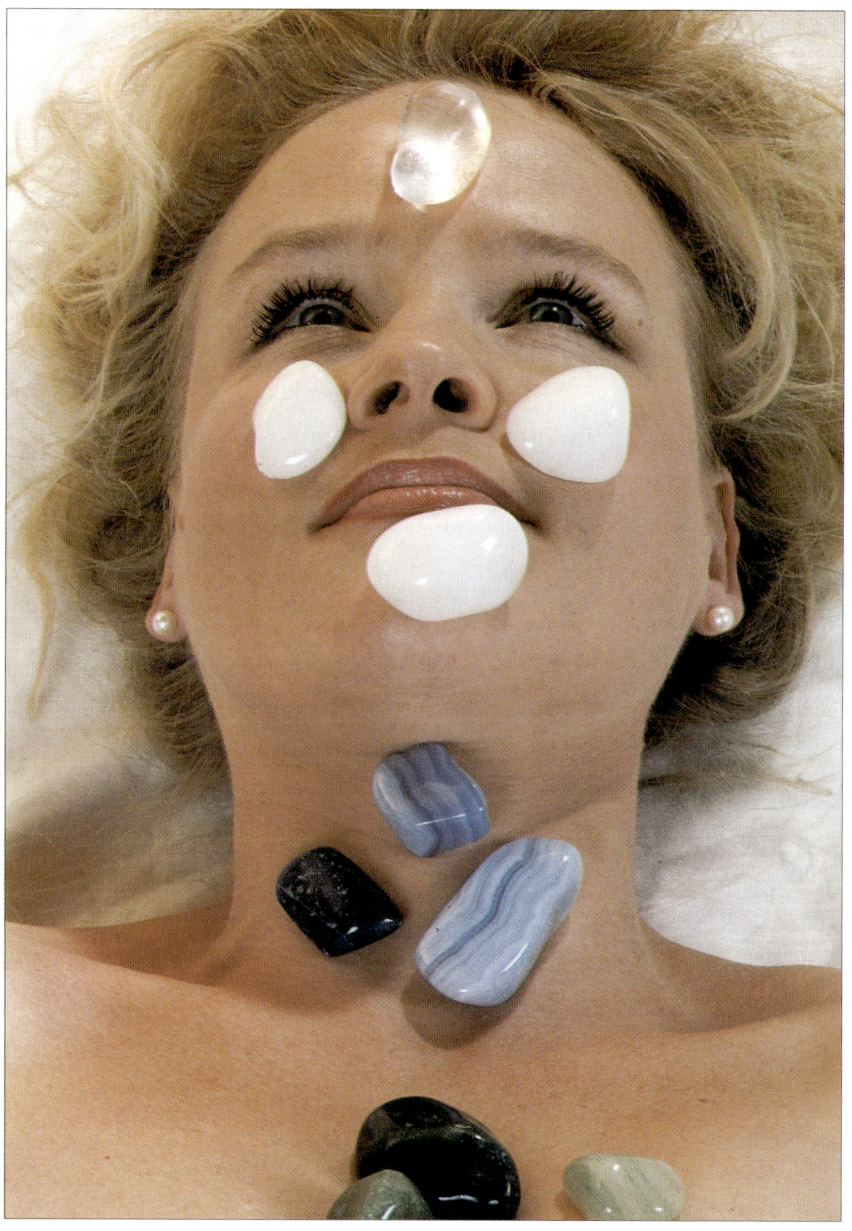

Die beruhigende Kraft der Edelsteine

Eine besonders entspannende und ästhetische Kühlungsmethode besteht darin, sich auf den Boden oder ins Bett zu legen und Gesicht und Dekolleté mit Edelsteinen zu bedecken (Abb. links). Eine gute Gelegenheit für eine kleine Meditation oder Entspannungsübung! Hinterher werden Sie sich wie neugeboren fühlen.

Wenn Sie anschließend noch Make-up auflegen und ausgehen möchten, müssen Sie die Nachtcreme oder das Öl, das Sie einmassiert haben, vor der kühlenden Behandlung allerdings unbedingt mit einer warmen Kompresse abnehmen; denn über Nachtcreme oder Gesichtsmassageöl kann man kein Make-up auflegen.

> Bei Couperose darf man diese Kältebehandlung – ebenso wie die Wärmebehandlung – nicht durchführen; denn wer unter diesen erweiterten, roten Äderchen im Gesicht leidet, sollte seine Haut möglichst keinen Temperaturextremen aussetzen – weder großer Hitze noch großer Kälte. Vor allem die Abwechslung zwischen Kälte- und Wärmereizen schadet solcher Haut. Bei Akne sind Wärme- und Kältebehandlung aber durchaus erlaubt.

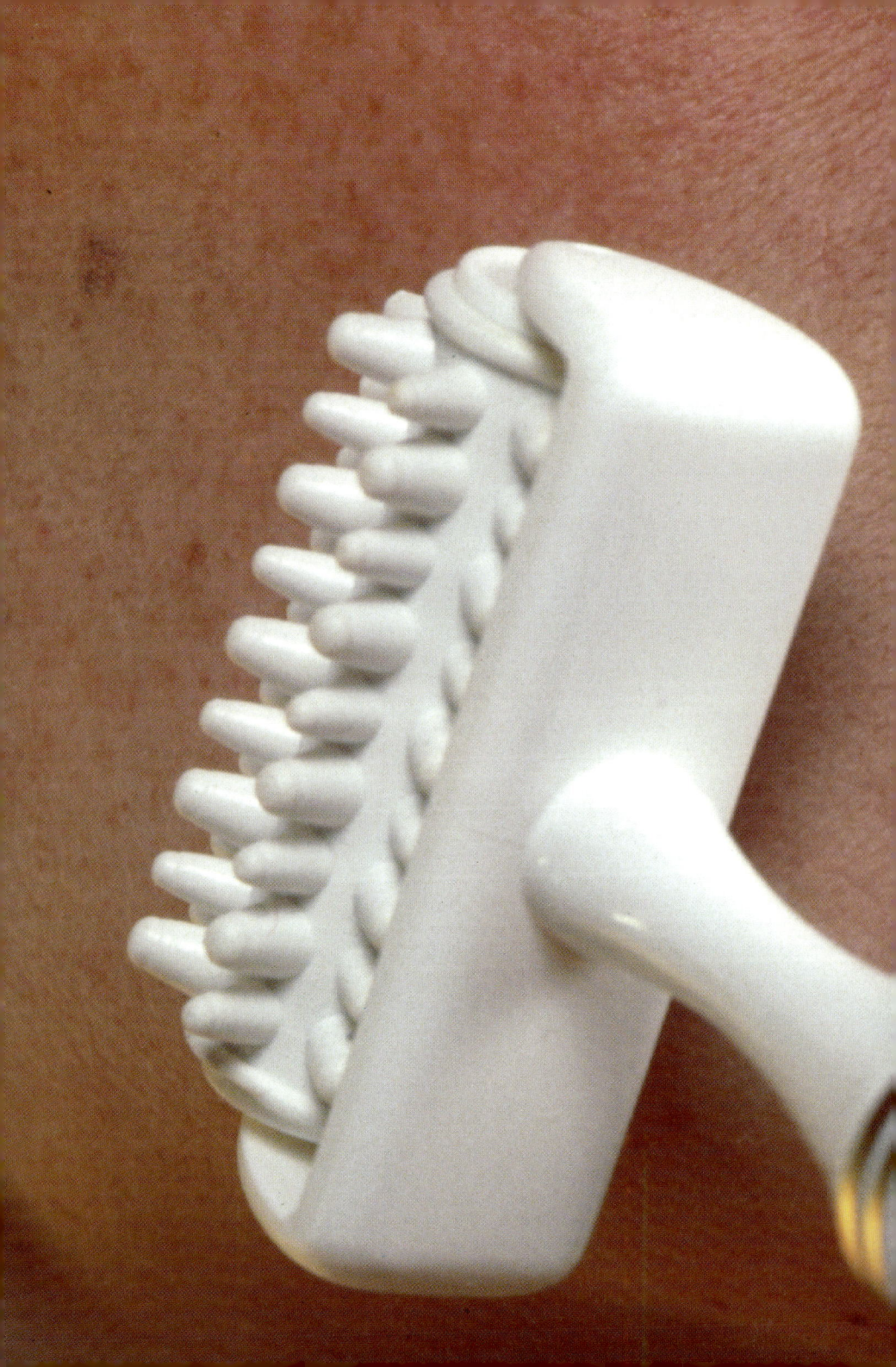

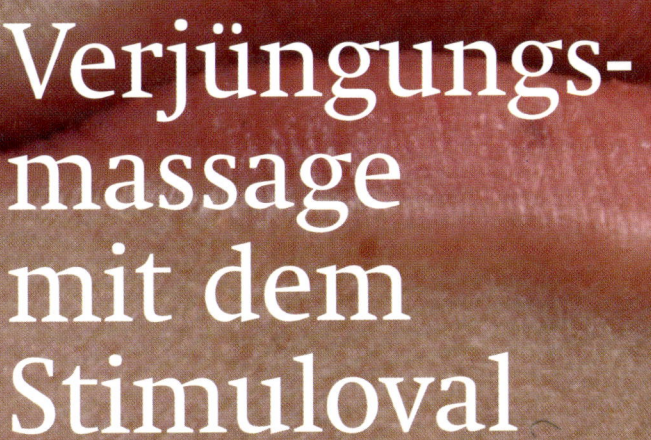

Verjüngungs-
massage
mit dem
Stimuloval

Den Stimuloval – einen handlichen kleinen Roller mit Gumminoppen zur Gesichtsmassage – gibt es schon seit ungefähr 20 Jahren. Er wurde von der Kosmetikfirma Jeanne Piaubert entwickelt, die sich das Ziel gesetzt hatte, den Frauen eine Gesichtspflegemethode zur Verfügung zu stellen, die sie ohne Probleme auch allein zu Hause durchführen können. Eine Methode, die hochwirksam und trotzdem einfach ist – ein Gesichtsmassagegerät, mit dem man beim besten Willen nichts falsch machen kann. Wissenschaftler an der Universität Oxford testeten zu diesem Zweck verschiedene Rollenarten und stellten fest, dass die Rolle mit Gumminoppen am effektivsten war.

Professor Terence Ryan, einer der international führenden Lymphdrainage-Spezialisten, führte anschließend drei Jahre lang in seiner Forschungsabteilung an der Universität Oxford Tests mit dem Stimuloval durch und kam zu erstaunlichen Ergebnissen:

Mit seiner sanften, leicht vibrierenden Massage beschleunigt der Stimuloval nachweislich die Lymphdrainage. Schlacken werden besser abtransportiert; unschöne Wasseransammlungen im Gesicht (beispielsweise Tränensäcke) verschwinden oder werden zumindest deutlich gemildert.

Und was noch wichtiger ist: Die Gesichtsmassage mit dem Stimuloval ist das ideale Training für die elastischen Fasern – Bindegewebsfasern aus einem mit dem Kollagen verwandten Eiweiß namens Elastin. Zusammen bilden die dehnbaren Elastinfasern ein Netzwerk, das für die Elastizität der Haut verantwortlich ist. Dass unsere Haut die Fähigkeit besitzt, nach Einwirkung verformender Kräfte (zum Beispiel nach einer verletzungsbedingten Schwellung oder einer Riss- oder Schnittwunde) wieder in ihre ursprüngliche Form zurückzukehren, verdanken wir größtenteils diesem Elastinnetz. Und es hält natürlich auch unser Gesicht jung und schön, denn es bewahrt ihm seine Spannkraft.

Wenn dieses „Sicherheitsnetz" unserer Haut degeneriert, macht das Gewebe schlapp: Mit der Zeit bilden sich zuerst kleine Fältchen und nach und nach immer tiefere Falten und unschöne schlaffe Partien im Gesicht, beispielsweise im Kinn- und Wangenbereich.

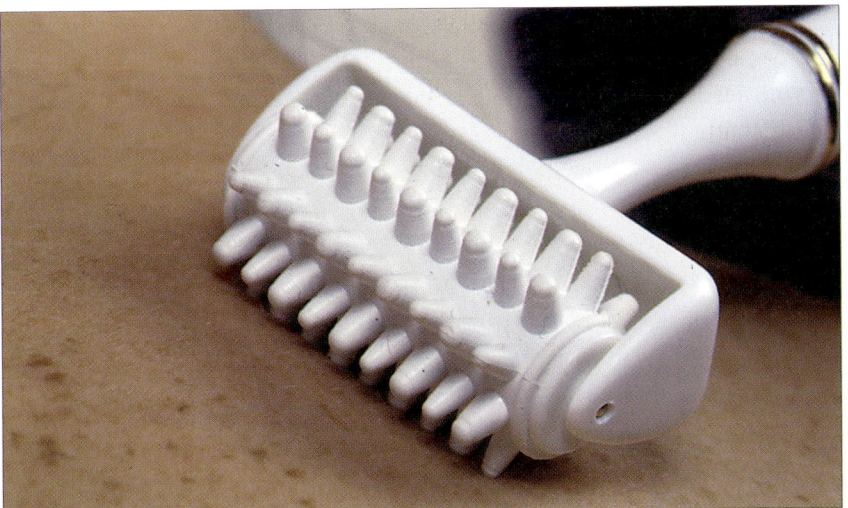

Regelmäßige Massagen mit dem Stimuloval bewahren der Haut ihre Spannkraft, beseitigen Wasseransammlungen im Gewebe und sorgen für den Abtransport von Schlacken.

Drei Faktoren sind es vor allem, die den Elastinfasern zu schaffen machen und sie mit der Zeit zerstören:

▶ der natürliche Alterungsprozess
▶ das Sonnenlicht
▶ Ödeme (Wasseransammlungen) im Gesicht, wie sie beispielsweise rund um die Augen häufig vorkommen.

Regelmäßige Massage mit dem Stimuloval hält Haut und Gewebe elastisch

Aber zum Glück können wir auch etwas tun, um unseren Elastinfasern ihre Spannkraft zu erhalten oder sogar wieder zurückzugeben:

Professor Ryan und seine Arbeitsgruppe haben bei ihren Forschungsarbeiten nämlich entdeckt, dass die Elastinfasern regelmäßiges sanftes Ziehen und Dehnen brauchen, um sich erhalten zu können. Sonst degenerieren sie vorzeitig. Und genau dieses behutsam vibrierende Ziehen wird durch das Abrollen der Stimuloval-Noppen bewirkt.

Wenn man seiner Haut regelmäßig jeden Tag eine Stimuloval-Massage gönnt, können sich sogar wieder neue elastische Fasern bilden. Das Gewebe verfestigt sich und erhält seine Spannkraft zurück. Der Alterungsprozess lässt sich dadurch beträchtlich hinauszögern. Natürlich werden jüngere Frauen mit dieser Art von Massage rascher Erfolge erzielen als Damen, die schon ein bisschen betagter sind, weil junges Gewebe sich eben wesentlich schneller regeneriert als älteres. Doch die gewünschten Resultate werden sich auf jeden Fall einstellen, wenn Sie regelmäßig massieren – die Ausdauer lohnt sich.

Und so einfach ist das Ganze ...

Man kann mit dem Stimuloval, der in Drogerien und Kosmetikgeschäften erhältlich ist, tatsächlich so gut wie nichts falsch machen: Ein zehnmaliges leichtes Hin- und Herrollen auf den Gesichtspartien, die man stimulieren möchte, genügt bereits. Das dauert insgesamt höchstens ein paar Minuten. Man kann diese Massage abends nach dem Abschminken oder auch tagsüber auf dem geschminkten Gesicht durchführen. Manche Frauen massieren sich sogar im Auto – beispielsweise wenn sie im Stau oder vor einer roten Ampel stehen – ein paar Minuten lang das Gesicht. Einige haben ihren Stimuloval auf diese Weise schon innerhalb von drei Monaten komplett „platt gerollt": Sie massierten vor jeder Ampel ihr Doppelkinn. Am Ende hatte das Massagegerät keine Noppen mehr, aber das machte ihnen nichts aus – denn das Doppelkinn war in der Zwischenzeit auch verschwunden!

Die Massage wird in beiden Richtungen – von oben nach unten sowie von links nach rechts – ausgeführt.

Die einzige Gesichtspartie, die man nur in einer Richtung massieren sollte, ist die Augenpartie: Hier wird stets von innen nach außen massiert, damit die Lymphe nach außen abfließen kann. Sonst besteht die Gefahr, dass sich die Tränensäcke verstärken.

Auch bei der Gesichtsmassage mit dem Stimuloval gilt: Immer von oben nach unten massieren. Das hat ebenfalls den Grund, dass die Lymphe auf diese Weise am besten zum Herzen hin abfließen kann. Der Kehlkopfbereich am Hals sollte ausgespart werden; man massiert den Hals nur seitlich rechts und links in Längsrichtung. Wer Probleme mit der Schilddrüse hat, soll diesen Bereich ebenfalls auslassen. (Eine Massage an dieser Stelle wird dann meist auch als unangenehm empfunden.)

Dafür kann man das Kinn ruhig häufiger als nur zehnmal am Tag massieren, um ein bereits vorhandenes Doppelkinn „wegzubügeln" oder um dafür zu sorgen, dass es gar nicht erst entsteht: Eine regelmäßige Stimuloval-Massage ist die beste Vorbeugung gegen einen schlaffen, faltigen Hals. Wer bereits einen kleinen Doppelkinn-Ansatz hat, sollte vorher ein Produkt gegen Cellulite auftragen. Durch die anschließende Massage kann es viel besser einwirken.

Der einzige Fehler, den man bei dieser Art von Gesichtsmassage machen kann, besteht darin, zu fest aufzudrücken. Man sollte mit dem Stimuloval am besten gar keinen Druck ausüben, sondern nur leicht rollen; denn durch Druck fördert man die Einlagerung von Lymphe im Gewebe – und das ist ja schließlich genau das, was man vermeiden möchte. Vor allem schwaches Bindegewebe verträgt Druck überhaupt nicht.

Im Gegensatz zur Lymphdrainage kann man die Stimuloval-Massage auch bei Erkältungen und Infektionen im Halsbereich durchführen; denn sie regt zwar ebenfalls den Lymphfluss an, ist aber keine gezielte Lymphdrainage. So – nun können Sie beginnen. Es gibt drei Bereiche, die man mit dem Stimuloval sehr gut ohne Hilfe eines Partners oder einer Partnerin massieren kann:

▶ Gesicht
▶ Hals und Dekolleté
▶ Nacken.

Am besten ist es, sich vorher die Haare zusammenzubinden oder hochzustecken; bei der Massage im Wangen- und Schläfenbereich verfangen sich leicht kleine Härchen in den Noppen des Stimulovals, und das kann sehr unangenehm ziepen.

Gesichtsmassage

❶ Senkrecht die Stirnmitte massieren – vom Haaransatz bis zur Nasenwurzel. Das hilft gegen die Zornesfalte, die sich bei vielen Menschen zwischen den Augenbrauen eingräbt!

❷ Waagerecht die ganze Stirn …

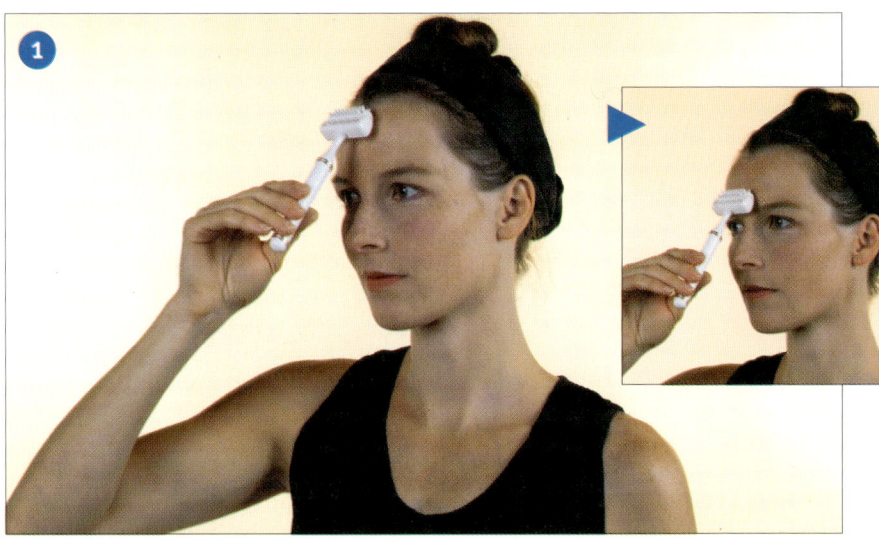

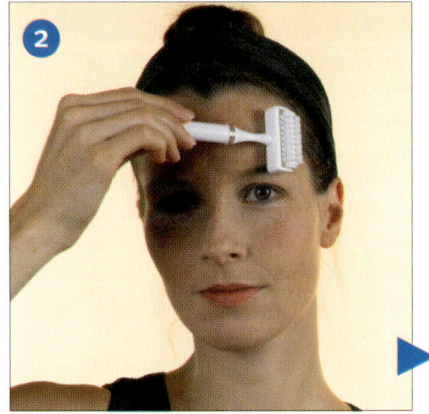

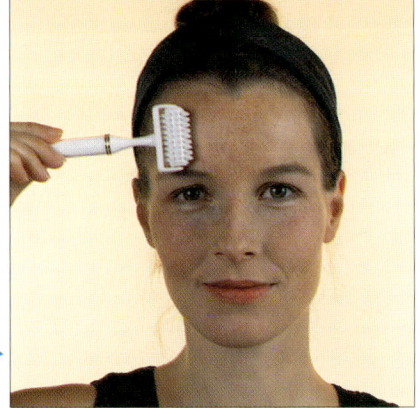

❸ …und dann rechts und links den Schläfenbereich massieren.

❹ Nun kommt die Augenpartie dran: Hier wird der Stimuloval immer nur in einer Richtung – von innen nach außen – gerollt, damit die Lymphe abfließen kann (gut gegen Schwellungen im Augenbereich). Aber bitte keinen Druck ausüben, sondern nur ganz leicht rollen – das Gewebe rund um die Augen ist besonders empfindlich!

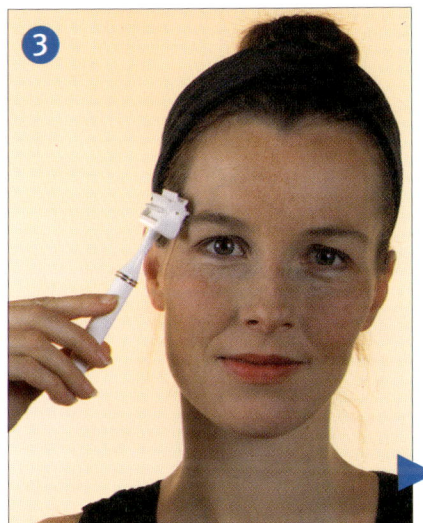
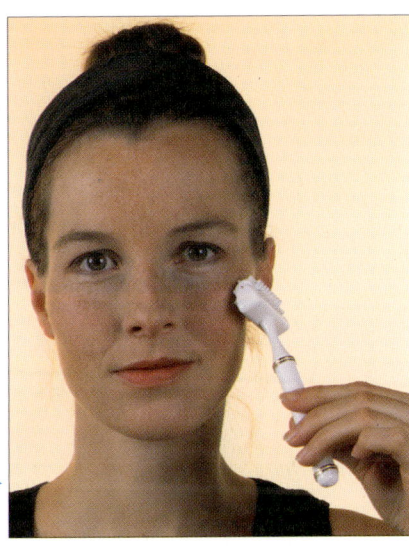

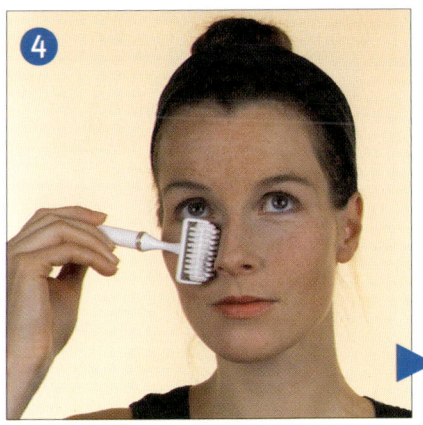
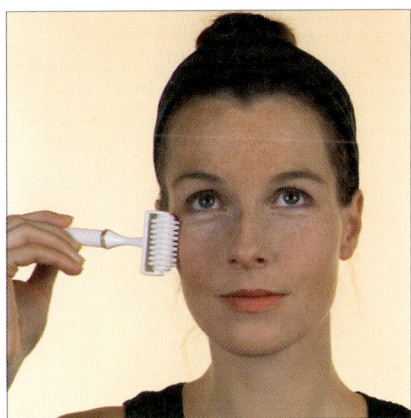

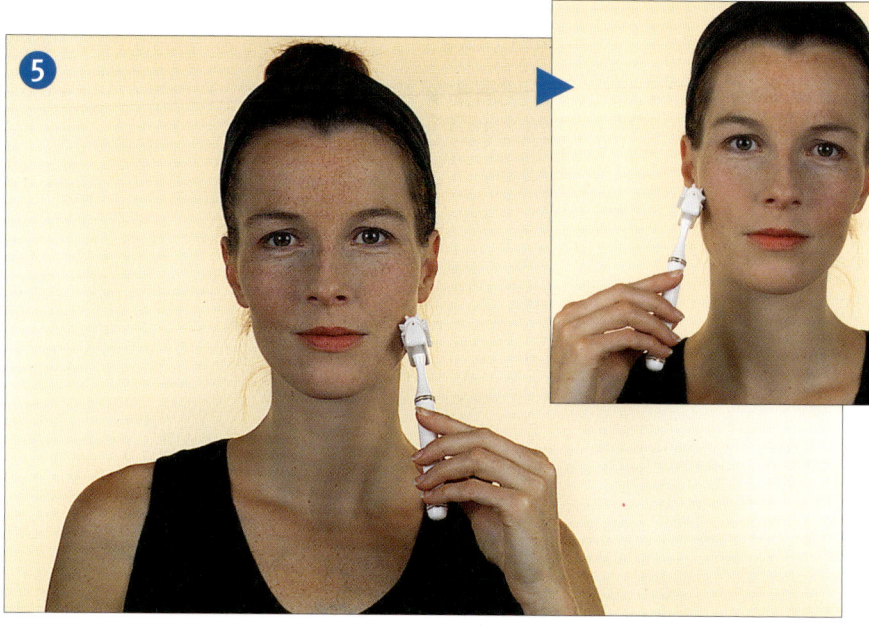

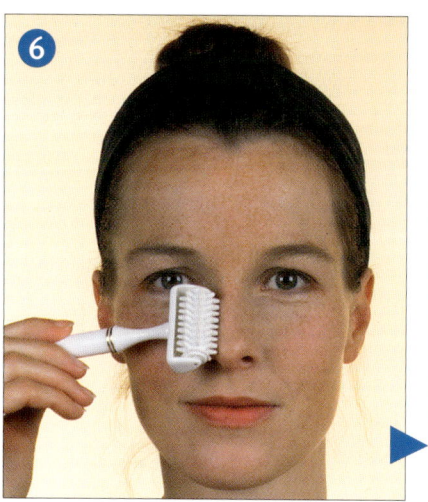

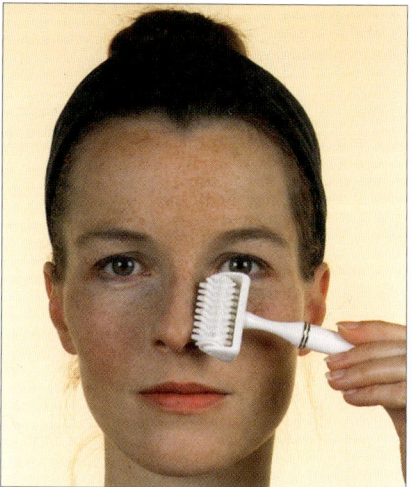

❺ Jetzt wird der gesamte Wangenbereich mit dem Stimuloval massiert.
❻ Anschließend beide Seiten im Bereich der Nasenflügel bearbeiten.

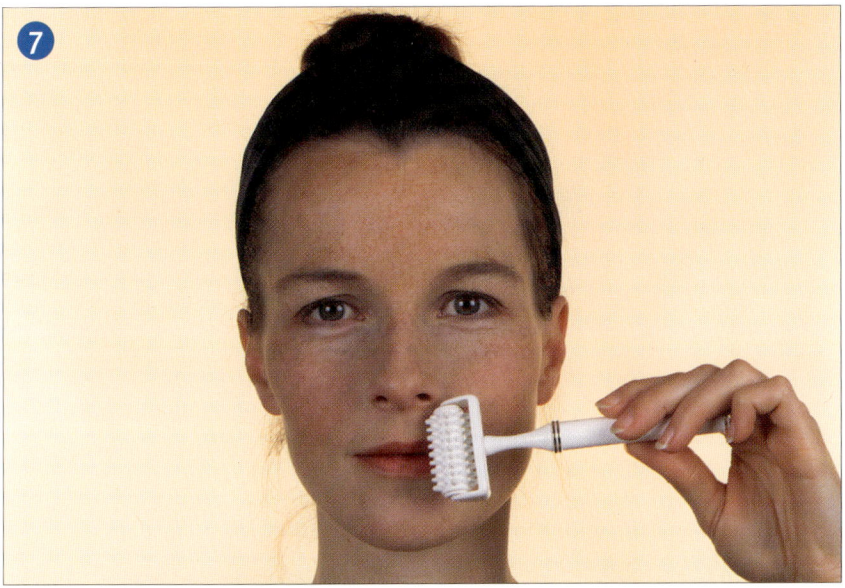

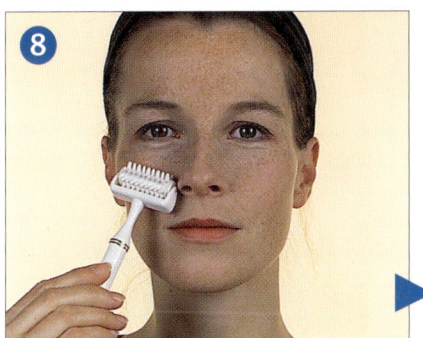 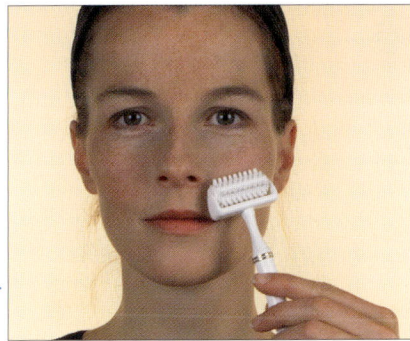

❼ Die Oberlippe wird entweder senkrecht oder waagerecht oder auch in beiden Richtungen massiert. Wer eine kurze Oberlippe hat, bei dem ist eine senkrechte Massage kaum möglich; er muss sich auf das waagerechte Hin-und-her-Rollen beschränken. Kein Problem: Beides hilft gut gegen Oberlippenfältchen!

❽ Jetzt wird die Nasolabialfalte in beiden Richtungen „ausgerollt".

9 Nun wird der Kinnbereich mit dem Stimuloval behandelt: zunächst unterhalb der Lippen …

10 …und dann seitlich, links und rechts.

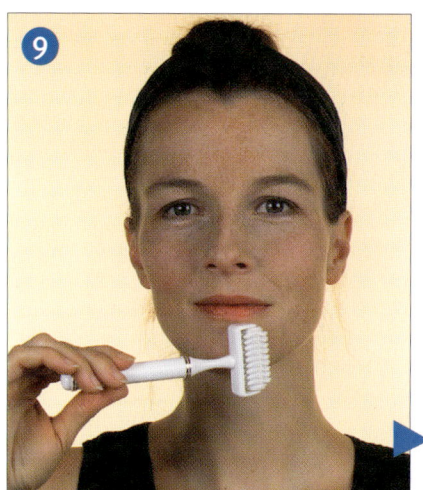

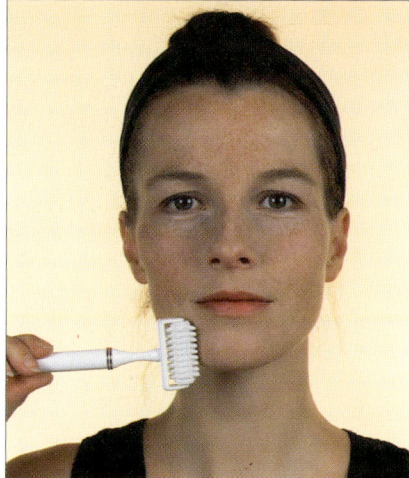

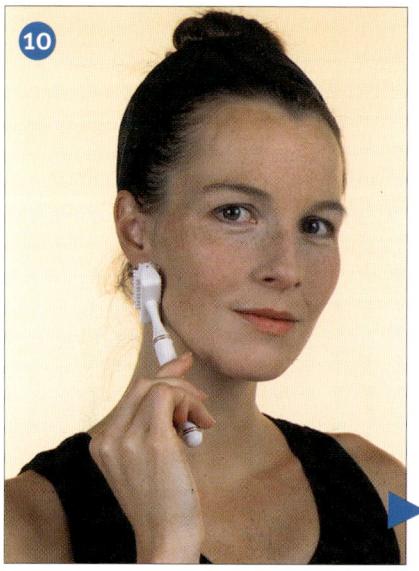

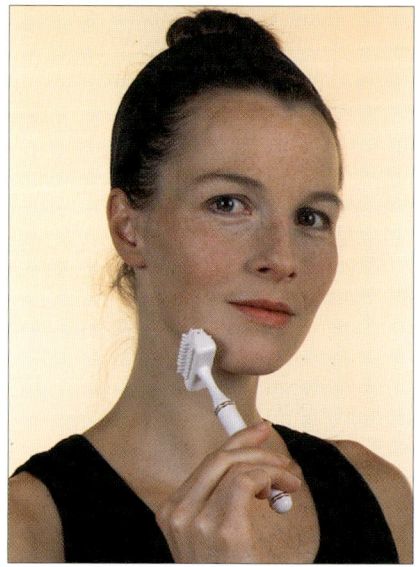

⑪ Zum Schluss wird der Doppelkinnansatz wegmassiert. (Das geht übrigens auch unterwegs im Auto, an der Ampel oder im Stau! Je öfter man es macht, um so durchschlagender ist der Erfolg.)

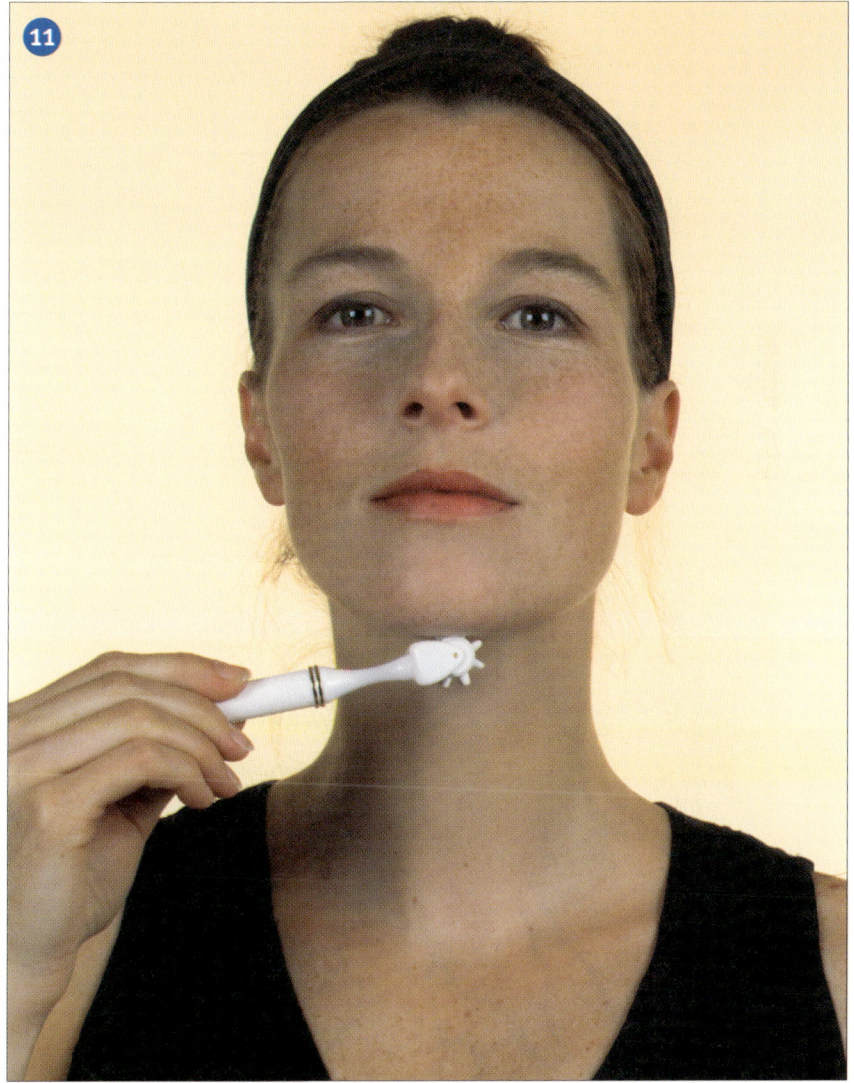

Hals- und Dekolletémassage

❶ Seitlich am Hals von oben nach unten und von unten nach oben massieren. (Der Kehlkopfbereich wird ausgespart.)

❷ Anschließend wird das Dekolleté erst einmal waagerecht …

❸ … und dann schließlich senkrecht massiert.

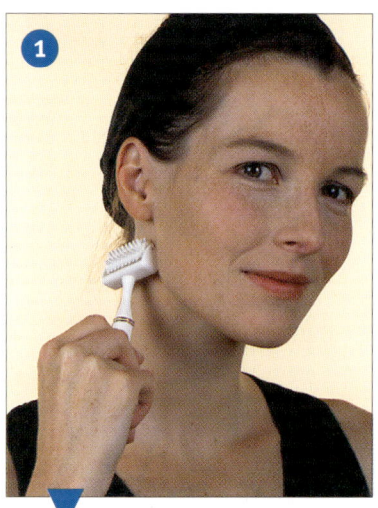

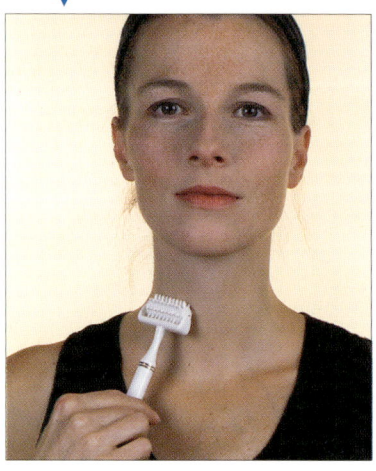

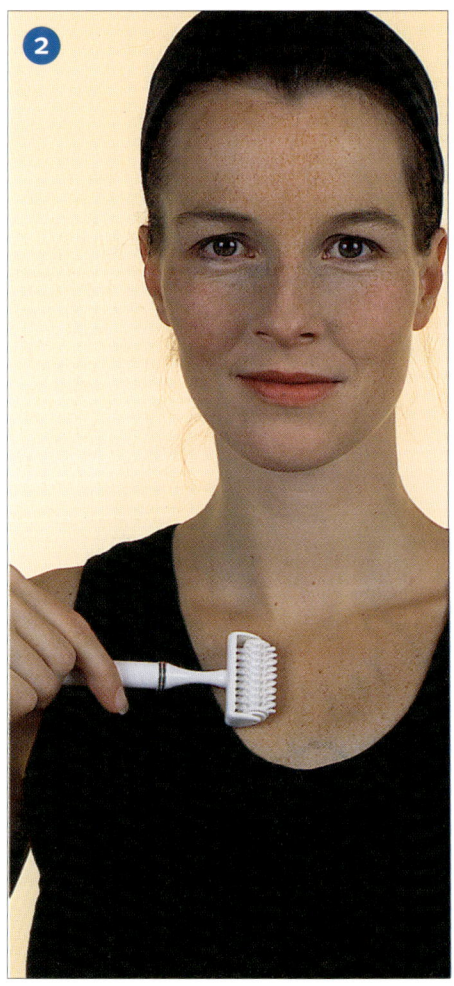

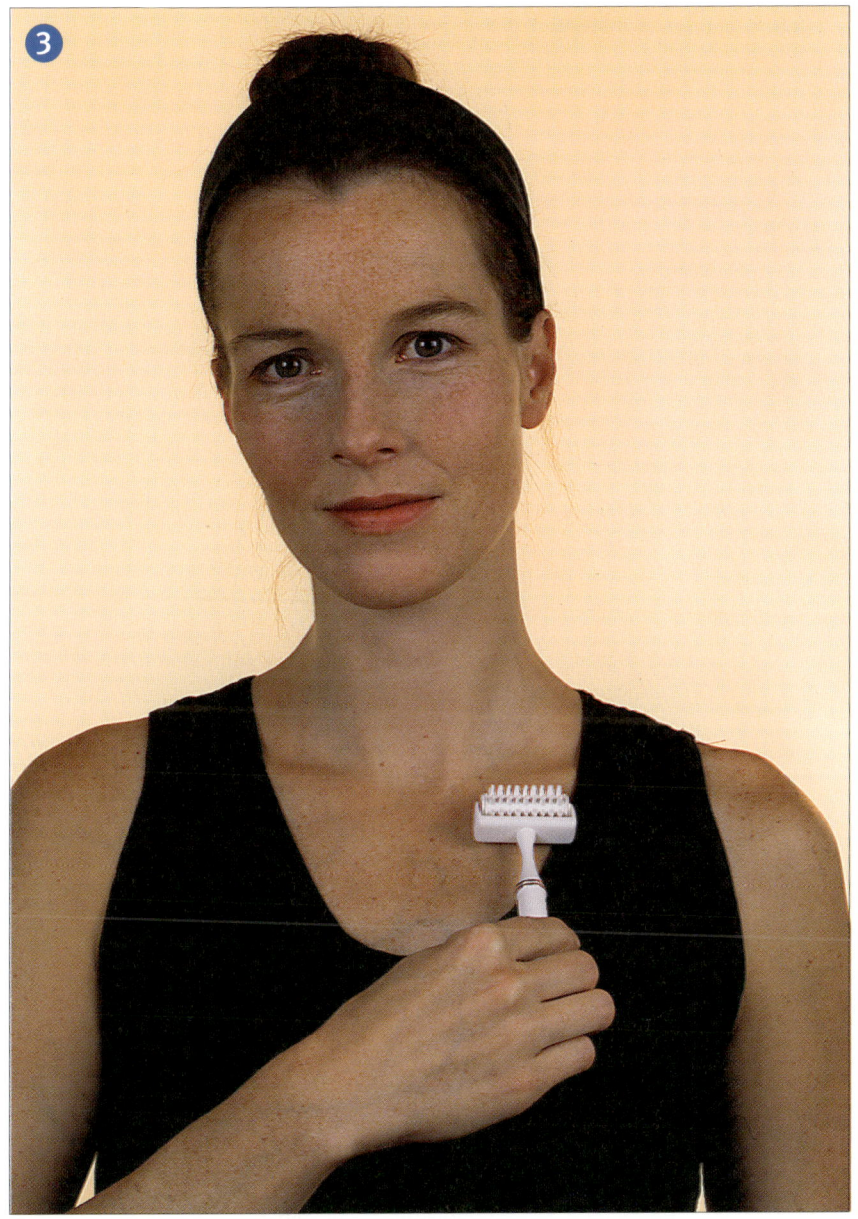

Nackenmassage

Auch eine Nackenmassage mit dem Stimuloval kann sehr angenehm sein. Sie regt die Durchblutung an, hilft bei Muskelverspannungen im Nackenbereich und bei beginnenden Kopfschmerzen oder den ersten Vorboten einer Migräne. Mit einem Partner lässt sie sich leichter durchführen; aber es geht auch allein.

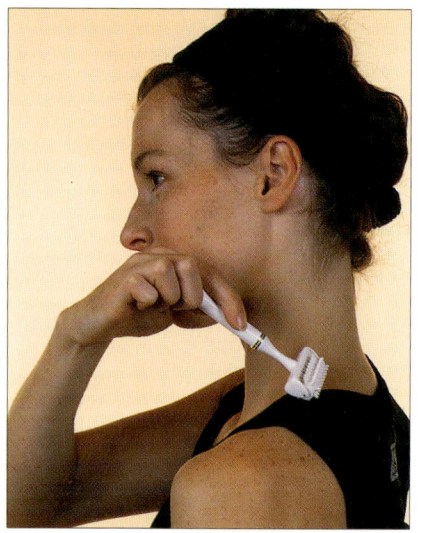

Zunächst wird hinten am Hals senkrecht massiert. Darauf folgt dann die sehr entspannend wirkende waagerechte und senkrechte Massage im Nackenbereich.

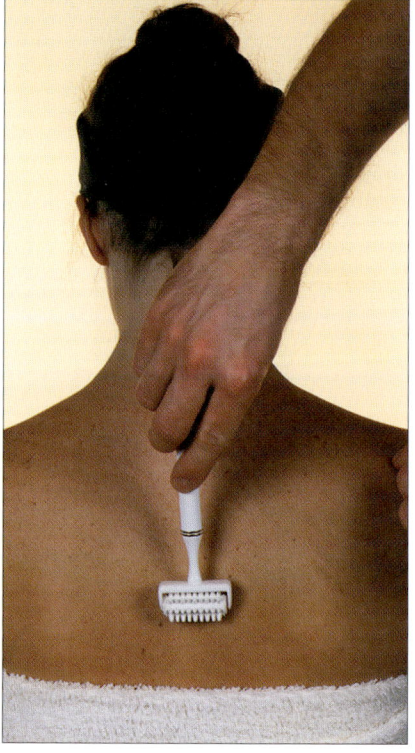

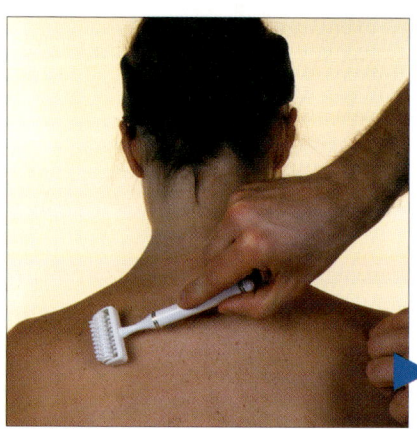

Gut gegen Cellulite:
die Massage mit dem Gym-Toner

Von der gleichen Firma gibt es übrigens auch ein sehr wirksames Massagegerät für den Körper, das nach dem gleichen Prinzip (mit Gummi-noppen) konstruiert ist, aber mehr Rollen hat: den Gym-Toner.

Eine regelmäßige Massage mit dem Gym-Toner wirkt hervorragend gegen Cellulite und Lymphstauungen in den Beinen.

Man geht dabei folgendermaßen vor: Massiert wird am besten immer in Richtung Lymphfluss: Das heißt an den Beinen von unten nach oben und an den Armen von den Händen zu den Schultern, zum Herzen hin. Am Bauch wird quer massiert.

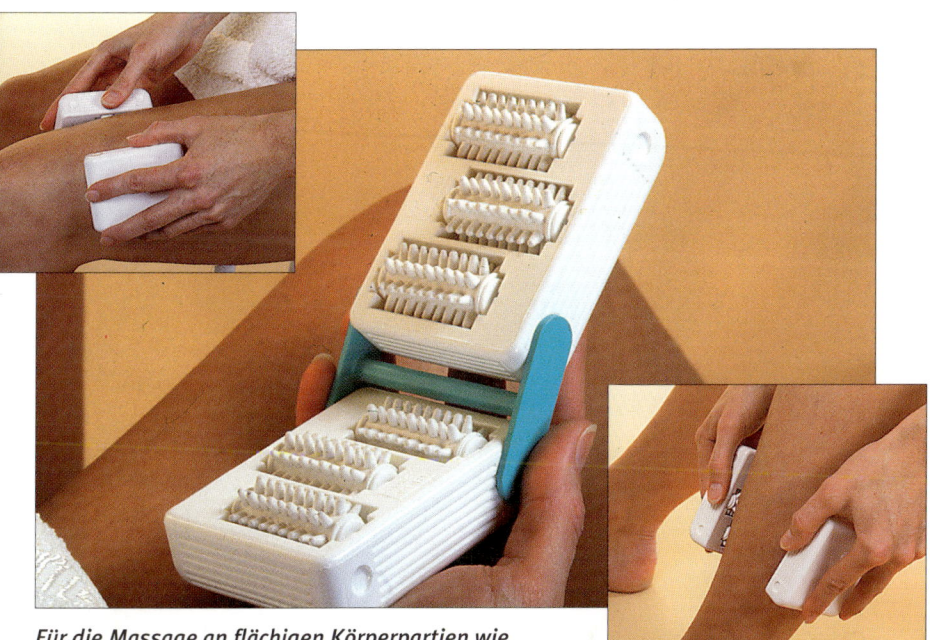

Für die Massage an flächigen Körperpartien wie
Armen, Beinen und Bauch nimmt man den Gym-Toner auseinander und benutzt nur
eine der beiden Hälften. „Kurven" lassen sich dagegen am besten umrunden, indem
man die beiden Teile aneinander gefügt lässt!

Zur Erinnerung: Selbstmassage mit dem Stimuloval

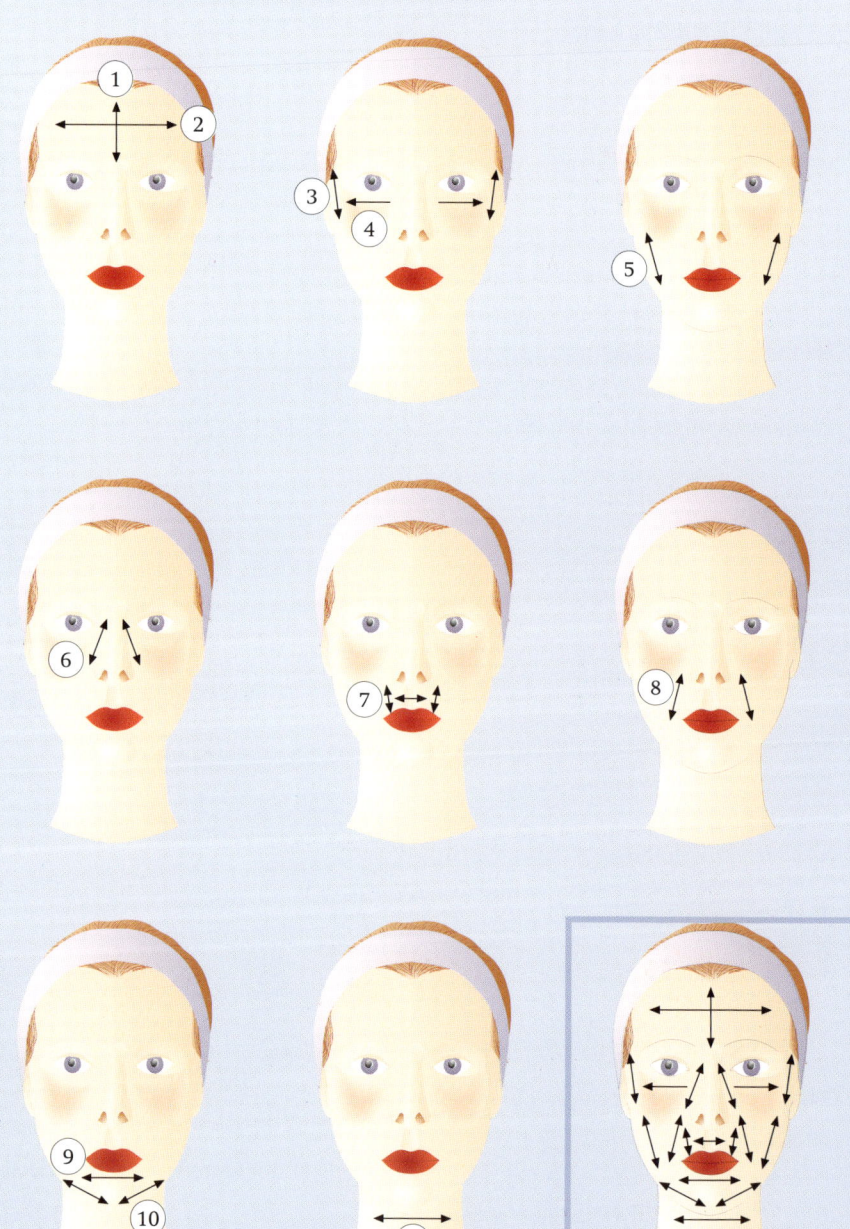

Gesichtsmassage

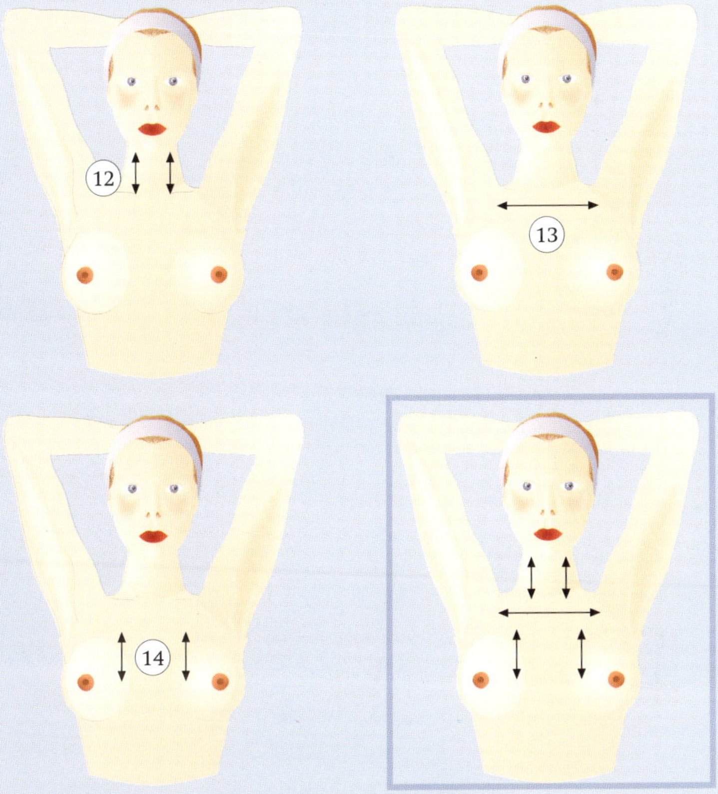

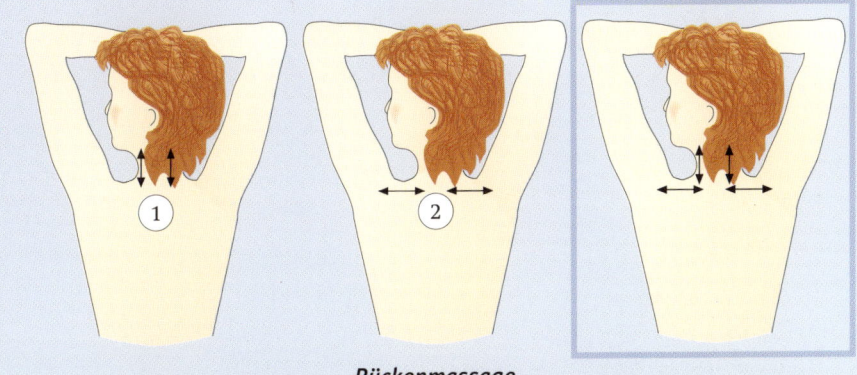

Hals- und Dekolletémassage

Rückenmassage

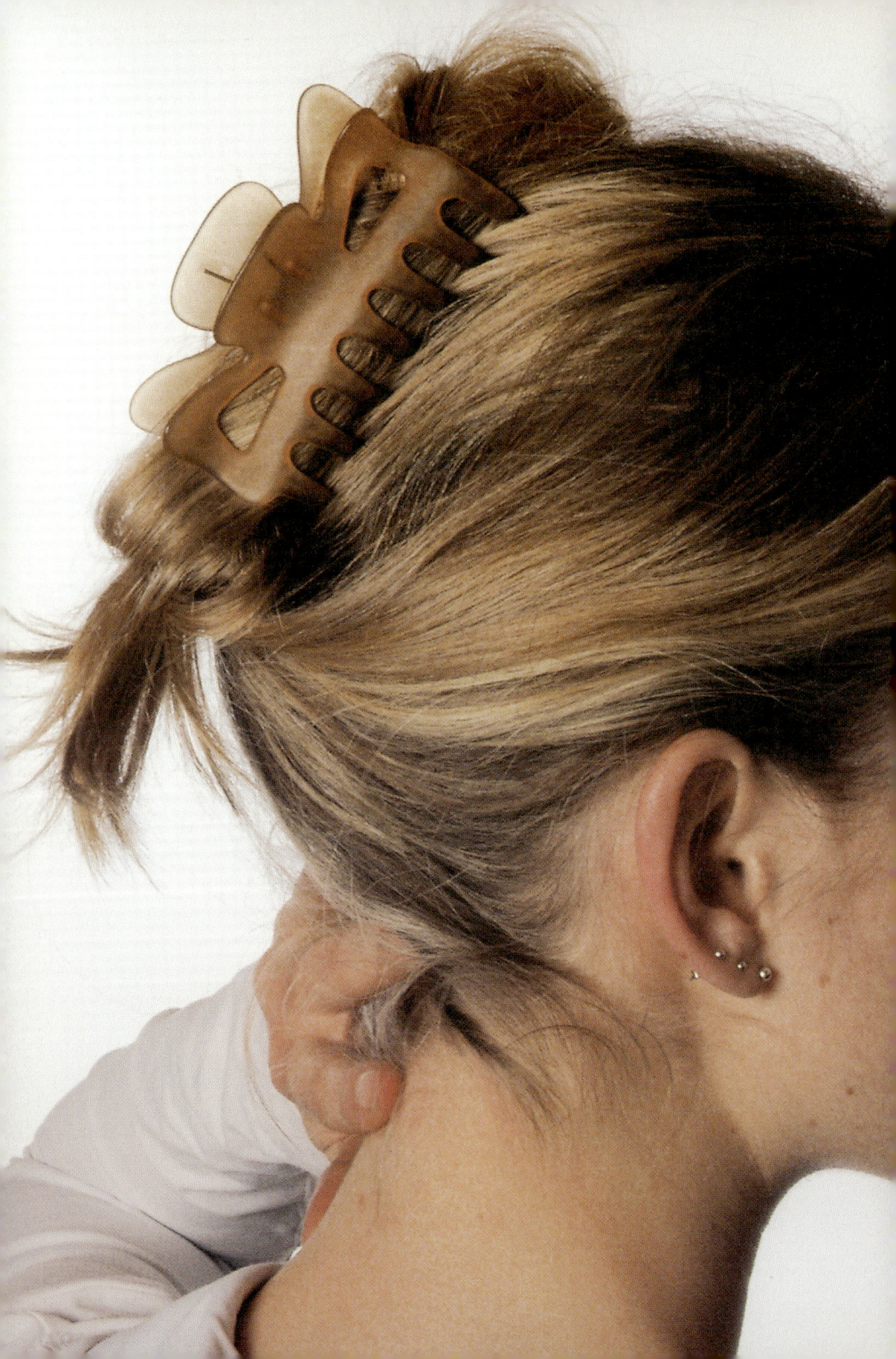

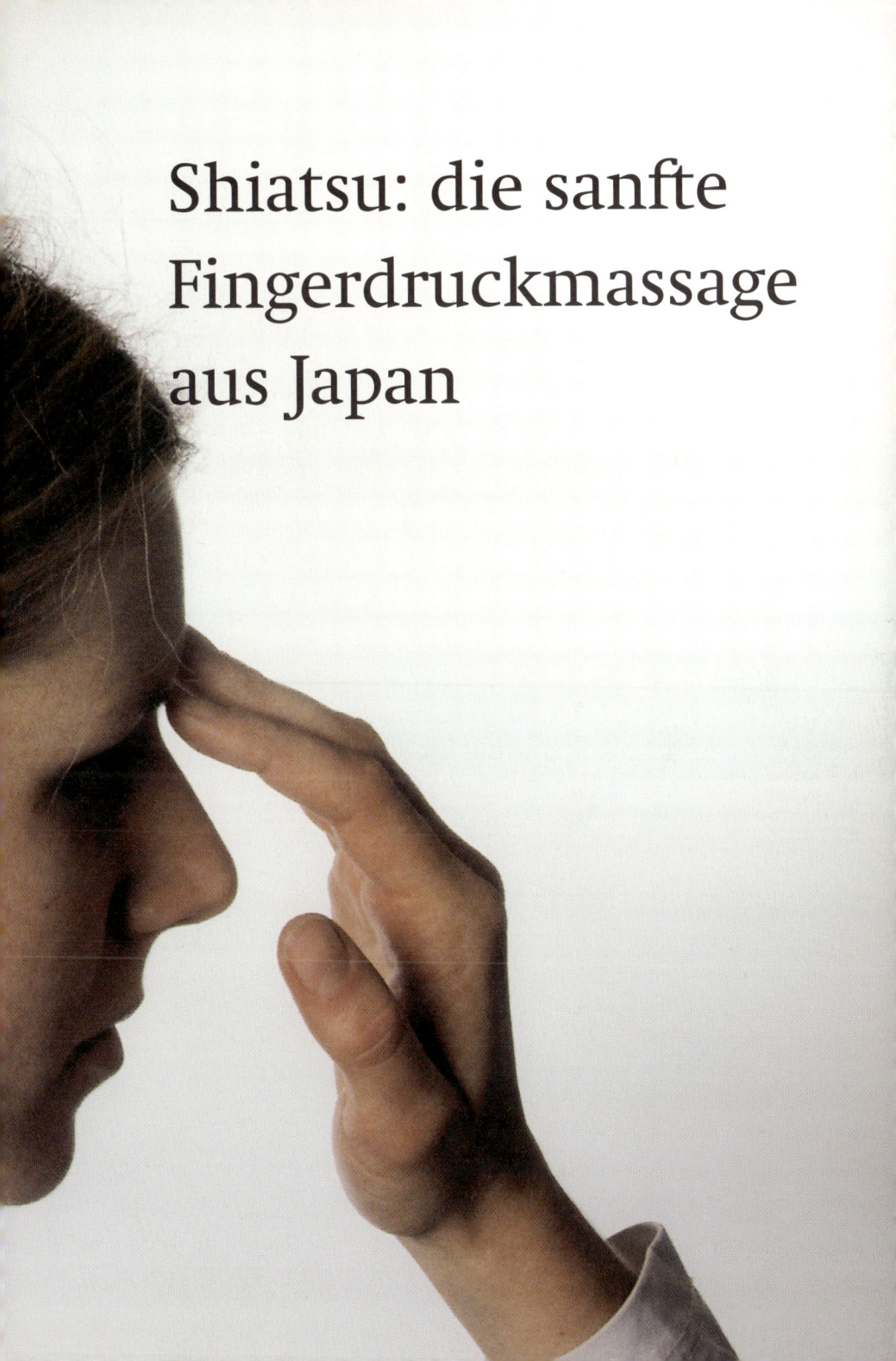

Shiatsu: die sanfte Fingerdruckmassage aus Japan

Shiatsu kommt aus dem Japanischen und bedeutet „Fingerdruck". Es ist eine Massageform, die die Japaner auf der Basis der jahrtausendealten Erfahrungen der Traditionellen Chinesischen Medizin (TCM) entwickelt haben. Dabei wird durch gezielten, mitfühlenden Druck der Finger, manchmal auch der Handballen und Ellbogen, auf bestimmte Energielinien (Meridiane) und Akupressurpunkte der Fluss der Lebensenergie (Qi) stimuliert und harmonisiert.

Meridiane und Qi – das sind zwei aus der chinesischen Gesundheitslehre stammende Begriffe, die vielleicht einer Erklärung bedürfen: Nach der chinesischen Philosophie des Tao wird alles Lebendige durch eine Universalkraft (Qi, Chi oder Ki genannt) genährt. Diese vitale, feinstoffliche Lebensenergie fließt in der Landschaft des Körpers entlang bestimmter „Leitbahnen", der Meridiane, und alles, was wir aufnehmen und erleben, hat Einfluss auf die Zirkulation dieser Energie im Körper. Die Meridiane bilden an der Oberfläche und in der Tiefe des Körpers ein weit verzweigtes und vernetztes System, damit die Lebenskraft zu allen Organen strömen kann. Diese Energiekanäle wurden nach den einzelnen Organen – Herz-, Nieren-, Magenmeridian usw. – benannt.

Bewegt sich diese Energie ungehindert, dann sind wir „im Fluss", sind vital, voller Lebensfreude und Gesundheit. Ein freies Strömen der Lebensenergie bedeutet seelisches, geistiges und körperliches Wohlbefinden.

Was bewirkt Shiatsu?

Alles, was wir aufnehmen (zum Beispiel Nahrung, Luft, Emotionen und Gedanken), hat natürlich einen Einfluss auf die Gesundheit – oder in der östlichen Terminologie ausgedrückt: auf die „Zirkulation unserer Lebenskraft".

Einseitige oder falsche Ernährung, Überanstrengung, schlechte Luft, Bewegungsmangel oder emotionale Belastung können zu Energiemangel oder -blockaden in bestimmten Bereichen führen. So entsteht ein Energie-Ungleichgewicht: Wie bei einem gestauten Fluss sammelt sich an einer Stelle viel Energie an, während nachfolgende Bereiche unterversorgt bleiben. Wir alle kennen diese Blockaden in Schultern, Nacken oder Rücken, die sich verspannt und schmerzhaft anfühlen. Im Shiatsu nennt man diese Stellen „Jitsu" und versucht, durch entsprechenden Druck auf die Meridiane und deren Akupressurpunkte dort festgehaltene Energie wieder in Bewegung zu bringen: Wir geben dem Fluss der Lebensenergie wieder neue Impulse.

Das Prinzip ist also im Grunde genommen ganz einfach: Shiatsu gleicht aus, indem es dem Körper hilft, dort, wo zu viel Energie ist, etwas wegzunehmen und dorthin zu leiten, wo zu wenig ist. Auf diese Weise kann man Stress im Körper abbauen, müde Lebensgeister aufwecken, das Immunsystem stärken, die Selbstheilungskräfte aktivieren, das psychische Gleichgewicht stabilisieren und somit letztendlich auch Krankheiten vorbeugen.

Wie das funktioniert, dafür gibt es in der fernöstlichen und westlichen Medizin unterschiedliche Erklärungen: Die Traditionelle Chinesische Medizin ist eine Erfahrungsmedizin und beschreibt den Menschen als kosmisch-energetisches Wirkgefüge. In diesem Zusammenhang wirkt Shiatsu durch Fingerdruck stimulierend, mobilisierend und ermutigend auf die Lebensenergie überall dort, wo sie stagniert oder blockiert ist.

Die kausal-analytische westliche Medizin, für die harte Daten und Fakten im Mittelpunkt stehen, sagt hingegen, dass durch Fingerdruck auf das Gewebe der Stoffwechsel in den Zellen angeregt wird. Die Durchblutung wird gefördert und der Austausch von Nährstoffen und Abbauprodukten verstärkt sich. Auf diese Weise wirkt die Massage regenerierend und belebend. Im Shendo-Shiatsu legen wir außerdem Wert auf die Qualität der Berührung. Nur mit liebevoller und mitfühlender Präsenz unserer Hände kann Heilung im ganzheitlichen Sinne erst möglich werden.

Jeder kann Shiatsu lernen!

Shiatsu ist eine einfache Technik, die von jedem Menschen erlernt und auch fast bei jedem angewandt werden kann. Die Massage wird ohne Creme oder Massageöl durchgeführt, und das Gesicht muss dazu nicht ab-

Übung 1

Machen Sie sich
Verspannungen in Ihrem Gesicht bewusst!

Den wenigsten von uns ist bewusst, dass wir auch im Gesicht Muskelverspannungen haben. Dabei ist das eigentlich gar kein Wunder: Denn nur selten gestatten wir es uns, den anderen Menschen unser Gesicht so zu zeigen, wie es wirklich ist. Wir verbergen unsere Gefühle, spielen Rollen, setzen Masken auf. Jedem Menschen, mit dem wir zu tun haben, präsentieren wir ein anderes Gesicht, sodass wir am Schluss oft gar nicht mehr wissen: Welches Gesicht ist eigentlich mein eigenes? Die Verkäuferin oder der Kellner, die den ganzen Tag freundlich lächeln müssen, obwohl ihnen oft gar nicht danach zumute ist, sind nur ein Beispiel dafür. Aber auch Ärger, Stress, Überanstrengung der Augen, Zahn-, Hals-, Nasen- oder Ohrenschmerzen oder Verspannungen im Hals- und Nackenbereich können Ursachen für eine verspannte Gesichtsmuskulatur sein. Diese Verspannungen wollen wir uns bewusst machen: Lehnen Sie sich bequem zurück, schließen Sie die Augen und spüren Sie in sich hinein. Welcher Teil Ihres Gesichts ist angespannt? Nun holen Sie tief Luft und versuchen, diese Spannung schrittweise loszulassen, bis Ihr Gesicht sich ganz locker, entspannt und unverkrampft anfühlt.

Übung 2

Erkennen Sie die eigene innere Schönheit in Ihren Augen!

Wann waren Sie zum letzten Mal in Ihrem Leben wirklich begeistert? Nehmen Sie sich genug Zeit, um sich daran zu erinnern und sich die Situation ganz genau in allen Details vor Ihrem inneren Auge vorzustellen. Spüren Sie die Begeisterung von damals wieder und stellen Sie sich vor, Sie würden einem Freund davon erzählen. Könnte er die Begeisterung in Ihren Augen erkennen? Schauen Sie anschließend in den Spiegel. Sie werden sehen: Etwas an Ihren Augen hat sich verändert.

geschminkt oder abgereinigt sein – ein großer Vorteil: Denn das bedeutet, dass man sich diese Druckpunktmassage auch unterwegs – beispielsweise bei einer kleinen Kaffeepause im Büro oder im Auto, wenn man im Stau steht – gönnen kann.

Die Akupressurpunkte liegen meist in kleinen Vertiefungen der Knochen oder Muskeln. Man braucht sich übrigens keine allzu großen Sorgen zu machen, dass man sie nicht genau findet. Akupressurpunkte fühlen sich immer anders an als das umliegende Gewebe und antworten spürbar, wenn man sie im richtigen Winkel und mit genügend Druck berührt: Die Punkte finden uns.

Gearbeitet wird meist mit Daumen oder Mittelfinger. Dabei sollte der Druck senkrecht ausgeübt werden. Die einfache Kunst des Shiatsu besteht darin, die richtige Druckstärke zu finden – nicht zu leicht und nicht zu fest. Sie sollte zwischen „süß und sauer" oder „wohl und weh" liegen – nicht zu oberflächlich und nicht zu tief. Jeder wird mit ein bisschen Übung an sich selbst leicht feststellen können, welche Druckstärke für ihn die richtige ist. Bei manchen Punkten verweilt man schon rein instinktiv etwas länger; man lässt sich richtig in den Punkt „einsinken", berührt ihn in seiner Tiefe.

Wie bei anderen Massagearten werden auch bei der Shiatsu-Massage Giftstoffe und Abbauprodukte aus dem Gewebe freigesetzt. Deshalb soll man danach oder zwischendurch viel trinken: Mineralwasser beispielsweise, Kräuter- oder Früchtetees werden dazu besonders empfohlen.

Verzichten Sie in jedem Fall auf Kaffee und Schwarztee, da diese eine stark entwässernde Wirkung haben.

Auch Lymphfluss und Zellstoffwechsel werden durch die Druckpunktmassage besonders angeregt. Daher sollte man sie bei fieberhaften Erkrankungen, Infektionen und Krebs nicht durchführen, ebenso wenig bei Herz- und Kreislauferkrankungen, Osteoporose, Schilddrüsenerkrankungen oder lokalen Hautveränderungen im Bereich der Behandlungspunkte. Während der Schwangerschaft dürfen bestimmte Akupressurpunkte ebenfalls nicht gedrückt werden, zum Beispiel Dickdarm 4 (siehe Seite 104).

Shendo-Shiatsu: die Kunst der liebevollen Berührung

Die Druckpunktmassage-Techniken für das Gesicht, die wir Ihnen in diesem Kapitel zeigen, kann jeder leicht erlernen und praktizieren. Sie wurden von dem Shiatsu-Lehrer Gayaka P. Backheuer und der Heilpraktikerin Claudia P. Gütinger entwickelt, die an den Shendo-Instituten für Shiatsu und Akupressur und einer großen Heilpraktikerschule inzwischen mehr als 2000 Schüler in der Kunst des Shiatsu unterrichtet haben. Sie haben die Methode des Shendo-Shiatsu entwickelt.

Shendo-Shiatsu ist mehr als nur eine Technik; es ist eine Kommunikation mit den Händen und eine der besten präventiven Maßnahmen ganzheitlicher Gesundheitspflege. Shendo-Shiatsu gibt dem Behandelten das Gefühl, wirklich berührt und „begriffen" zu werden – voller Respekt, mit liebevollen, mitfühlenden Händen, die auf tiefer Ebene verbindend und heilend wirken.

So wird Shiatsu ein Weg zu mehr Bewusstheit und Lebensfreude. Und es bedarf dazu nicht unbedingt eines Behandlers. Auch sich selbst kann man auf bewusste, achtsame und liebevolle Weise berühren; nur leider haben es viel zu viele Menschen verlernt. Probieren Sie es aus! Die Gesichtsmassage-Techniken in diesem Kapitel geben Ihnen Gelegenheit, selbst die Verantwortung für Ihre Ausstrahlung und Ihre Gesundheit zu übernehmen.

Der Diplompädagoge Gayaka Peter Backheuer hat Pädagogik und Psychologie studiert. Er ist Mitbegründer der zwölf deutschen Shendo-Shiatsu-Institute und praktiziert seit 15 Jahren Shiatsu, Akupressur und Qi Gong. Prabhati Claudia Gütinger, Heilpraktikerin mit Diplom in Traditioneller Chinesischer Medizin (TCM), unterrichtet in den Shendo-Shiatsu-Instituten Shiatsu mit Schwerpunkt auf

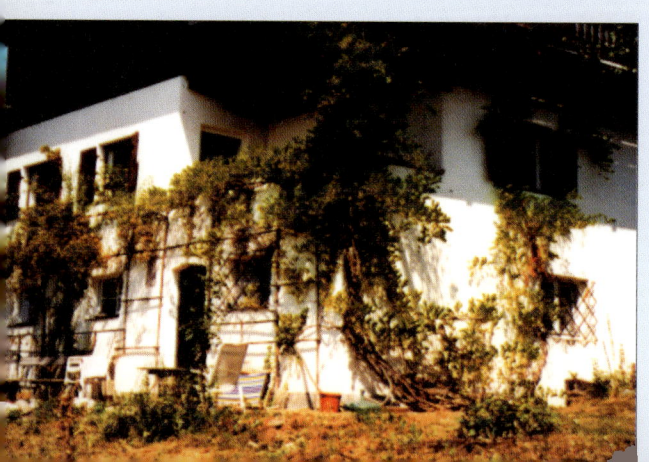

Die Abbildung links zeigt Gut Tiefenbrunn, wo Gayaka Backheuer und Claudia Gütinger (Abb. rechts) praktizieren. Die Abbildung rechts oben zeigt Shiatsu-Schüler bei ihren Übungen in der Gruppe.

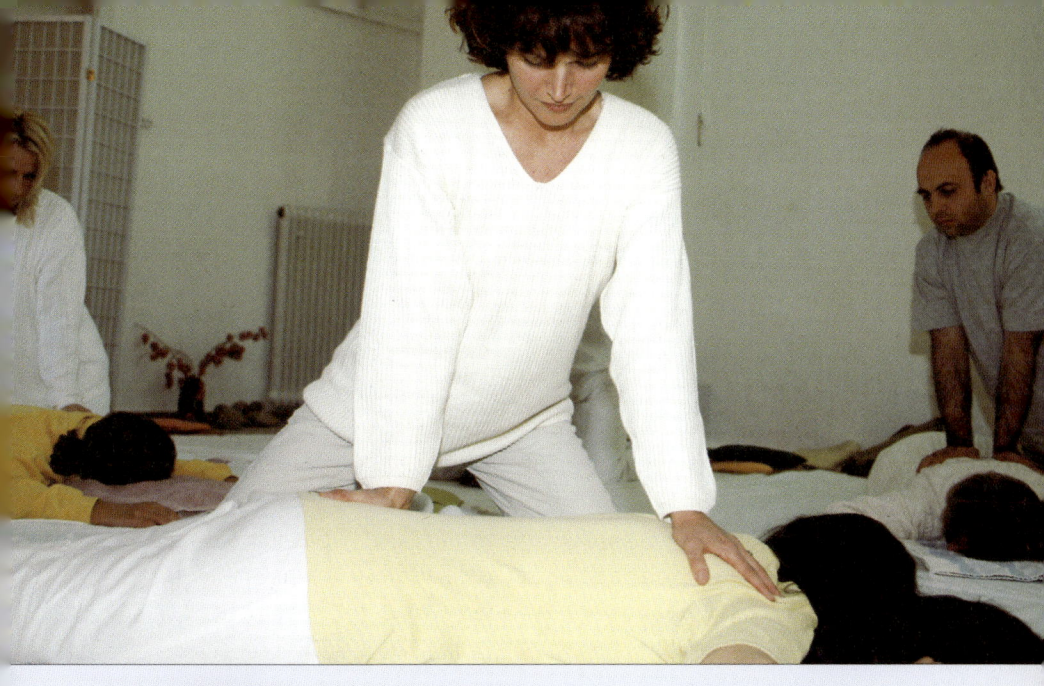

Akupressur. In ihrer Naturheilpraxis auf Gut Tiefen-brunn in der Nähe von München praktiziert sie neben Chine-sischer Medizin und Shiatsu eine besondere Form der „Body-Mind"-Akupressur.

Die zwölf Lehrer der Shendo-Shiatsu-Institute ver-fügen über qualifizierte Ausbildungen in Shiatsu-Akupressur und anderen ganzheitlichen Körper-therapien, die in Asien, Deutschland und in den USA erworben wurden. Ihre wichtigste Vision ist es, mit Shendo-Shiatsu den Menschen eine einfache, aber sehr wirkungsvolle Methode zur körper-lichen und seelischen Gesundheit zu vermit-teln, die fast jeder von uns lernen und in sei-nem Alltag anwenden kann.

Gehen Sie auf Entdeckungsreise in Ihrem Gesicht!

Ehe Sie mit der Shendo-Shiatsu-Massage beginnen, sollten Sie sich erst einmal mit der Lage der wichtigsten Akupressurpunkte in Ihrem Gesicht vertraut machen. (Alle Meridiane und die darauf liegenden Akupressurpunkte sind im Körper und im Gesicht rechts und links symmetrisch angeordnet. Die Lage der Punkte wird gemäß der TCM mit Finger- oder Daumenbreite beschrieben.)

Ein interessanter Meridian im Gesicht ist der Magenmeridian. **In seiner energetischen Bedeutung liegen wichtige Aspekte für die Schönheit eines Menschen: Er ist verantwortlich für den „Appetit am Leben" und macht die Augen wach und interessiert. Die Magenenergie hat etwas mit der praktischen Intelligenz zu tun, die wir brauchen, um für unseren Körper zu sorgen.** Der Magenmeridian beginnt senkrecht unterhalb der Pupillen. Den ersten Punkt des Magenmeridians (**Magen 1**, abgekürzt **Ma 1**) nennen die Chinesen „Gefäß der Tränen" oder „Tränensammler". Auf dem unteren Knochenrand der Augenhöhle spürt man an dieser Stelle eine kleine Vertiefung. Versuchen Sie diese mit dem Mittelfinger zu ertasten. Eine Druckpunkt-Behandlung dieses Punktes klärt die Augen, verbessert die Sehfähigkeit und kann den Sinn für die Wirklichkeit stärken.

Gleiten Sie nun mit dem Mittelfinger über das Jochbein senkrecht nach unten, bis Sie mit dem Finger eine spürbare Vertiefung ertasten: Dieser Punkt heißt **Magen 3 (Ma 3)** oder „Große Grube". Das Drücken des Punktes wirkt reinigend auf die Schleimhäute der Kieferhöhlen und Nase, hilft bei Schnupfen und verstopfter Nase.

Geht man von dort weiter senkrecht nach unten, so kommt man etwa einen halben Fingerbreit seitlich des Mundwinkels auf den Punkt **Magen 4 (Ma 4)**, den die Chinesen in ihrer bildhaften Sprache als „Kornkammer der Erde" bezeichnen. Oft wird er auch „Schönes Lächeln" genannt. Dieser Punkt wird im Gegensatz zu den anderen nicht gedrückt, sondern nur gehalten. Das entspannt die Gesichtsmuskulatur – besonders

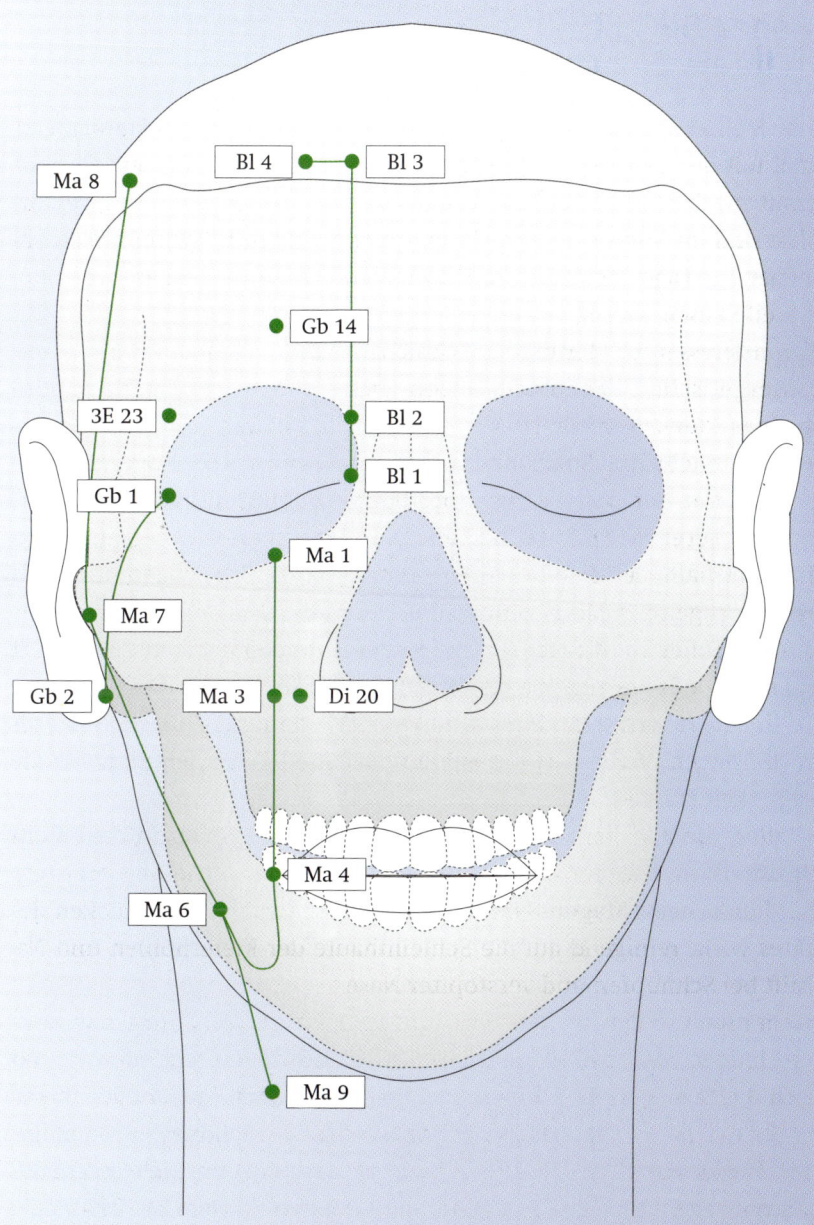

Ma 8

Bl 4   Bl 3

Gb 14

3E 23

Bl 2

Gb 1

Bl 1

Ma 1

Ma 7

Gb 2   Ma 3   Di 20

Ma 4

Ma 6

Ma 9

um Mund, Lippen und Kiefer. Es regt den Speichelfluss an und sorgt für erdige Entspannung.

Der nächste Punkt (**Magen 6**, abgekürzt **Ma 6**, auch „Maxilla" genannt) liegt im Kieferwinkel am höchsten Punkt des Kaumuskels bei angespanntem Kiefer. Hier werden Sie besonders deutlich spüren, wie verspannt Ihr Gesicht sein kann: Wenn man zu starr an etwas festhält, zu Verbissenheit neigt oder zu viel Ärger in sich hineingefressen hat, befinden sich an diesem Punkt oft starke Verspannungen. Dieser Punkt liebt es geradezu, kräftig mit kreisenden Bewegungen massiert zu werden. Das entspannt maskenartige Gesichtszüge und löst im Kiefer festgehaltene Aggressionen. Es hilft bei Verbissenheit und nächtlichem Zähneknirschen.

In einer Vertiefung am Unterrand des Jochbeinbogens, etwa eine Daumenbreite vor der Ohröffnung, liegt der Punkt **Magen 7 (Ma 7)**, den die Chinesen „Unterhalb des Passes" nennen. Druck auf diesen Punkt hilft bei Beschwerden in Zahn-, Mund- und Kieferbereich und vielen Ohrproblemen.

Fahren Sie nun vom äußeren Ende der Augenbrauen senkrecht nach oben in Ihren Haaransatz hinein. Dort finden Sie etwa eine Daumenbreite innerhalb des Haaransatzes eine kleine Vertiefung: **Magen 8 (Ma 8)**. Die Chinesen nennen diesen Punkt „Zusammenhalten des Kopfes". Oft hat man bei Kopfschmerzen an dieser Stelle das Gefühl, dass einem der Schädel zerspringt. Und genau dagegen wirkt eine Shiatsu-Behandlung dieses Punktes. Wenn man ihn hält (er ist sehr empfindlich und sollte daher nicht gedrückt werden), können Kopfschmerzen gelindert werden. Die Behandlung hilft aber nicht nur bei Schläfenkopfschmerzen, Migräne und Schwindel, sondern wirkt außerdem entspannend und fördert Sammlung und Stille.

Um den nächsten Magenmeridian-Punkt zu finden, ertasten wir den Adamsapfel. In der Rinne zwischen Kehlkopf und Kopfwendermuskel liegt der Punkt **Magen 9 (Ma 9)**. Er fördert die Gesichtsdurchblutung und belebt die Gesichtshaut, klärt den Teint und verleiht ihm einen schönen Schimmer. Außerdem hat er einen regulierenden Einfluss auf die Schilddrüse und hilft bei Halsweh, Heiserkeit und Schluckbeschwerden. Die Chinesen nennen ihn „Dem Menschen entgegenkommen", denn eine Behandlung dieses Punktes unterstützt Ausdruck und Kommunikation.

Nun wollen wir uns mit einem besonderen Punkt des Dickdarmmeridians im Gesicht beschäftigen. Wenn die fernöstliche Medizin von einem Organ und seiner Funktion spricht, müssen wir die körperliche Bedeutung von der energetischen unterscheiden. Mit Dickdarm ist dann eben nicht nur das Ausscheiden von nicht verwertbaren Nahrungsresten gemeint, sondern auch **ganzheitlich-energetisch gesehen das Aufsammeln und „Hergeben" von Dingen – geistiger und körperlicher Art –, die man nicht mehr braucht, oder das Abschließen und Zu-Ende-Bringen einer Sache, die man begonnen hat. Etwas „hinter sich zu lassen" hat mit Abschiednehmen zu tun und mit der Fähigkeit, Distanz und Nähe befriedigend zu erleben.**

Den Punkt **Dickdarm 20 (Di 20)** finden wir seitlich der Nase, zwischen Nasenflügel und Nasolabialfalte. Dieser Punkt wird mit kreisenden Bewegungen massiert. Bei den Chinesen heißt er „Den Duft willkommen heißen". Er macht die Nase frei, wirkt gegen Schnupfen und entspannt Augen und Stirn. Eine Massage von Dickdarm 20 hat eine außerordentlich positive Wirkung bei Nasennebenhöhlen-Beschwerden und Akne im Gesicht. Im Energiegeschehen des Dickdarmmeridians wächst die Bereitschaft, Gedanken loszulassen. Der Kopf wird freier, mehr Klarheit und Ruhe kehren ein.

Jetzt folgen ein paar Punkte, die auf dem Blasenmeridian liegen. Er hat mit der Regulierung des autonomen Nervensystems und damit der **Entspannung und Regeneration des gesamten Organismus** zu tun. Die Massage des Blasenmeridians im Kopf- und Nackenbereich wirkt befreiend und erholsam, besonders für Menschen, die viel Kopfarbeit an Schreibtisch und Computerbildschirm leisten müssen. Besonders im Nacken ist der Energiefluss bei vielen Menschen so stark gestaut, dass es zu Schmerzen und verkrampftem Gesichtsausdruck kommen kann.

Gleiten Sie mit dem Mittelfinger vom Augeninnenwinkel einige Millimeter in Richtung Nase. Dort liegt der Punkt **Blase 1 (Bl 1**, auf Chinesisch

„Strahlendes Auge"). Üben Sie leichten Druck aus. Das hilft bei müden, angestrengten Augen oder Rötung der Augen, löst Spannungszustände der Augenmuskeln und entspannt den Geist. Oft wirkt dieser Punkt gegen Stirnkopfschmerzen und kann bei verstopfter Nase und einer beginnenden Erkältung massiert werden.

Unser nächster Punkt, **Blase 2 (Bl 2)** – chinesisch „Bambussammeln" – liegt am Innenpunkt der Augenbrauen. Von dort wird leicht in Richtung Stirn gedrückt. Das entspannt Augen und Stirn, hilft gegen Grübeln, regt die Gehirnfunktion an und fördert geistige Klarheit. Auch dieser Punkt wirkt erleichternd bei Stirnkopfschmerz und müden Augen.

Den Punkt **Blase 3 (Bl 3)** – „Straße der Augenbraue" – finden Sie am Haaransatz, senkrecht über Blase 1 und Blase 2. Einen Fingerbreit rechts und links daneben liegt **Blase 4 (Bl 4)**, „Große Straße der Nase". Eine Druckbehandlung dieser beiden Punkte entspannt die Mimik und löst unsere Masken.

Nun wenden wir uns dem Gallenblasenmeridian zu. Der Gallenblase werden in der Chinesischen Medizin vielfältige Aufgaben zugeschrieben. **Sie ist der Sitz der Entschlusskraft und gibt den Menschen die Fähigkeit, sich mit ihren Bedürfnissen in der Welt durchzusetzen. Sie hilft, unsere Visionen zu verwirklichen, und macht uns aktiv, dynamisch und beweglich.**

Am knöchernen Rand des äußeren Augenwinkels liegt der Punkt **Gallenblase 1 (Gb 1,** auf Chinesisch „Pupillengrenze"). Eine Druckbehandlung dieses Punktes entspannt das Gesicht und versorgt die Gesichtshaut mit Energie.

Etwa einen Fingerbreit vor dem Ohrläppchen liegt **Gallenblase (Gb 2,** chinesisch: „Hören können"). Man findet ihn in einer Vertiefung bei leicht geöffnetem Mund. Er ist bei Berührung oft schmerzhaft. Eine Druckbehandlung kann die Augen entspannen, hellt die Stimmung auf und wirkt außerdem auch lindernd bei Ohr- und Zahnschmerzen.

Gleiten Sie nun mit dem Finger von der Mitte der Augenbraue ungefähr eine Daumenbreite senkrecht nach oben zur Stirn. Dort finden Sie den Punkt **Gallenblase 14 (Gb 14,** chinesisch: „Helligkeit des Yang"). Die-

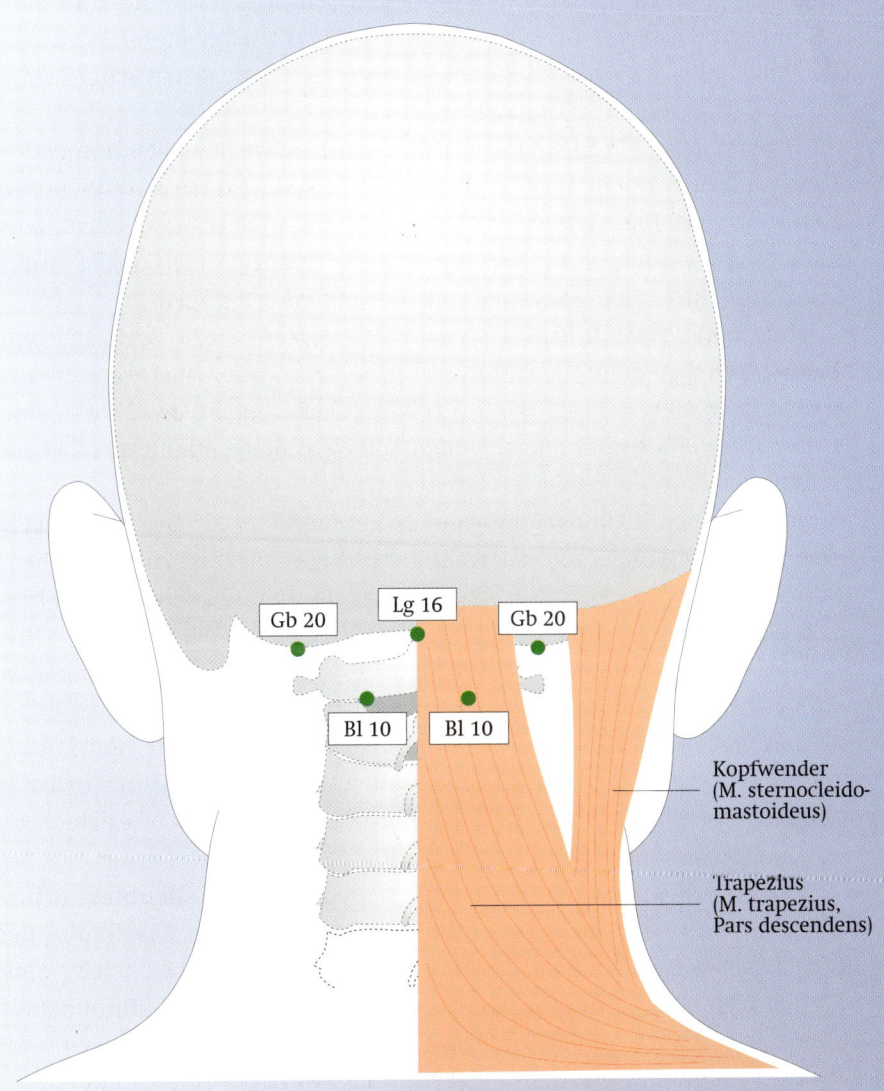

Gb 20

Lg 16

Gb 20

Bl 10

Bl 10

Kopfwender
(M. sternocleido-
mastoideus)

Trapezius
(M. trapezius,
Pars descendens)

ser Punkt stärkt die Sehkraft und erweitert das Blickfeld. Stirnkopf-schmerzen und Migräne können gelindert werden.

Zuletzt betrachten wir noch kurz den Dreifachen-Erwärmer-Meridian. Der Dreifache Erwärmer ist der „Energieminister" des Körpers und überwacht die Herstellung und gleichmäßige Verteilung der Energie im Körper. In einem Knochengrübchen am äußeren Ende der Augen-brauen liegt der Punkt **Dreifacher Erwärmer 23** (3E 23, auf Chinesisch „Himmelsmusik"). Dieser Punkt bringt Energie zu den Augen, kann sich lindernd auf Schmerzen in Kopf und Gesicht auswirken und hilft, inner-lich still zu werden.

Für unsere Shendo-Shiatsu-Behandlung gibt es noch drei wichtige Akupressurpunkte am Hinterkopf und Nacken. Eine Druckbehandlung gerade dieser Punkte am hinteren Schädelrand wirkt sehr gut gegen Spannungskopfschmerzen, die sich oft auch auf das Gesicht übertragen.

Der Punkt **Lenkergefäß 16** (LG 16, „Jadetor") liegt am Hinterkopf ge-nau in der Mitte des Schädelrandes – dort, wo der Schädel auf der Wirbel-säule sitzt. Die kleine Vertiefung ist leicht zu ertasten. Der Druck dieses Punktes entspannt Hinterkopf und Nacken.

Gallenblase 20 (Gb 20, „Teich des Windes") liegt ebenfalls am Schä-delrand oberhalb des Haaransatzes, ungefähr auf gleicher Höhe wie LG 16, genau in der Vertiefung zwischen den Ansatzstellen zweier Mus-keln: dem Kopfwender und dem Kapuzenmuskel (Trapezius). Mit Gallen-blase 20 kann im Kopfbereich gestaute Energie abfließen. Diese Behand-lung hilft bei Nackenverspannungen und Kopfschmerzen im Stirn- und Schläfenbereich; außerdem wirkt sie entspannend auf die Augen.

Blase 10 (Bl 10, „Säule des Himmels") liegt in einer tastbaren Vertie-fung im Haaransatz etwas unterhalb von Gallenblase 20. Man findet ihn etwa zwei Daumenbreit von der Halswirbelsäule entfernt am Außenrand des Nackenwirbels. Dieser Punkt gleicht zwischen Kopf und Körper, Den-ken und Fühlen aus; die Gedanken werden ruhiger, Hals, Nacken und Schultern können sich entspannen. Bei der Druckbehandlung dieser drei Punkte ist es am besten, den Kopf leicht nach hinten zu legen; dadurch wird der Fingerdruck intensiver.

Die Shendo-Shiatsu-Gesichtsmassage

Mit dieser Kopf- und Gesichtsmassage wird das Gesicht entspannt und der harmonische, ausgewogene Energiestrom wiederhergestellt.

❶ Streichen Sie das Gesicht mit leicht gespreizten Fingerkuppen von der Stirn ausgehend über die Wangen zum Kinn hin aus. Öffnen Sie den Mund dabei leicht, und es löst sich etwas von der Verkrampfung im Kinn- und Kieferbereich.

Wenn man morgens nach dem Aufstehen mit „zerknittertem" Gesicht in den Spiegel schaut, ist das die ideale Übung zur „Entfaltung"!

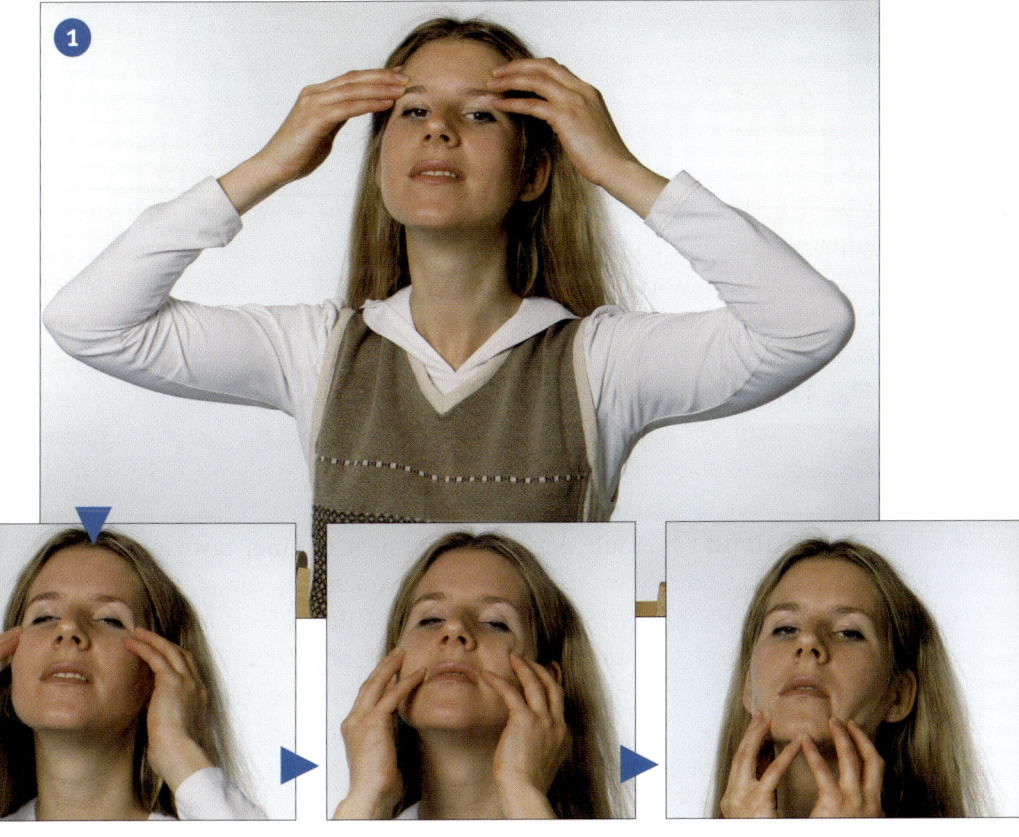

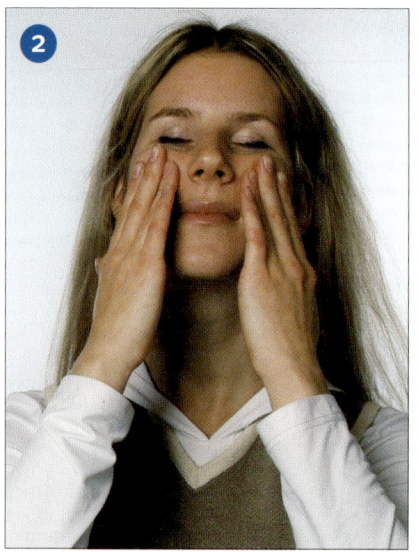 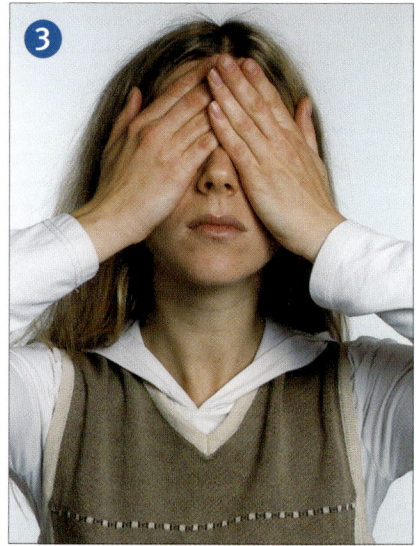

❷ Nun legen Sie die Hände flach an die Wangen und schieben die Gesichtsmuskeln nach oben. Schließen Sie dabei die Augen und Ihr Blick richtet sich nach innen.

Die Gesichtszüge entspannen sich, die Maske, die man sonst unbewusst auf dem Gesicht trägt, kann sich lösen.

❸ Jetzt werden entweder die Finger oder die ganzen Handflächen auf die Augen gelegt. Die Augen sind dabei völlig bedeckt. Dabei verändert sich deutlich etwas in Ihrem Inneren: Durch das Anhalten der Augenbewegungen werden nämlich Ihre Gedanken ruhiger.

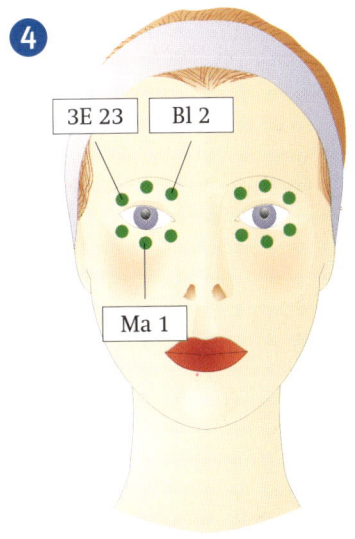

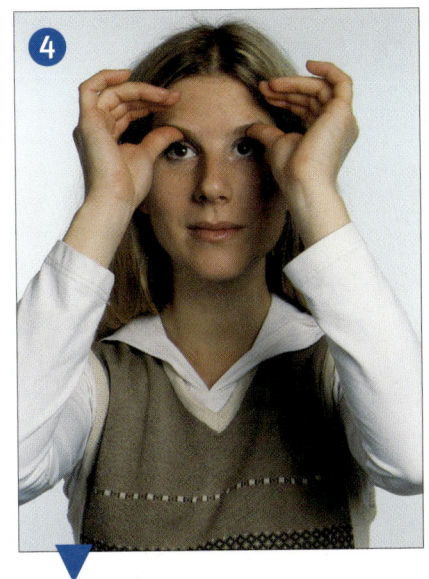

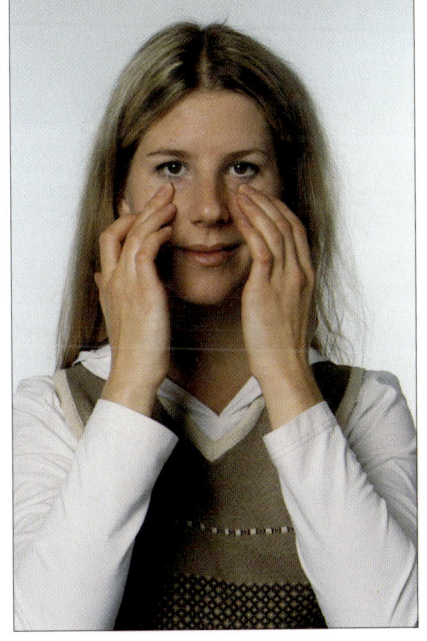

❹ Nun drücken Sie von innen nach außen eine Linie von drei Punkten entlang des knöchernen Randes der Augenhöhle: zuerst oben, dann unten. (Oben wird mit dem Daumen gedrückt, unten mit dem Mittelfinger.) Dabei wird eine ganze Reihe wichtiger Akupressurpunkte berührt (siehe Seite 79): **Blase 2 (Bl 2)**, „Bambussammeln", am Beginn der Augenbrauen und der **Dreifache Erwärmer 23 (3E 23)**, „Mit Geigen und Flöten", am äußeren Rand der Augenbrauen. Der mittlere Punkt auf der Linie unter den Augen ist **Magen 1 (Ma 1)**, „Tränensammler".

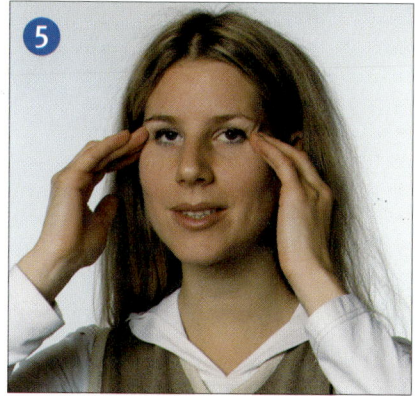

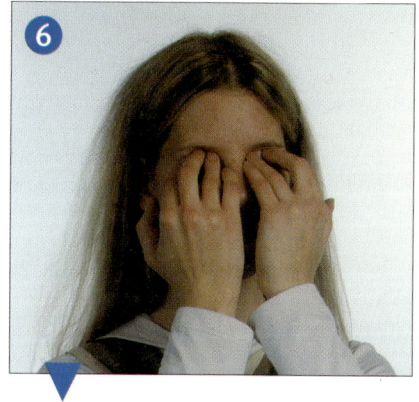

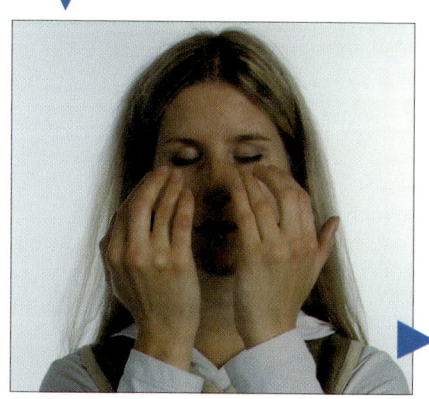

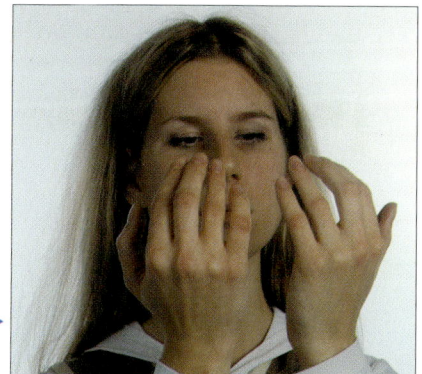

❺ Jetzt massieren Sie in sanften Bewegungen mit den Mittelfingern die Schläfen.

❻ Legen Sie nun drei Finger in die Vertiefung zwischen Augapfel und oberer Augenhöhle und üben Sie einen leichten Druck nach innen aus.

Verharren Sie so zwei bis drei Atemzüge dort, spüren Sie dabei den Druck und lassen Sie dann ganz schnell wieder los. Halten Sie die Hände vor dem Gesicht!

Das Gleiche wird nun im Anschluss zwischen dem Augapfel und dem unteren knöchernen Rand der Augenhöhle wiederholt.

Diese Übung wirkt sehr beruhigend, entspannt die Muskulatur des Auges und kann sich ausgleichend auf Blutdruck und Herzfrequenz auswirken.

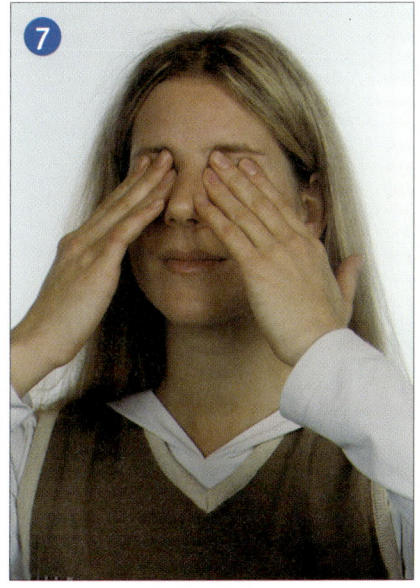

❼ Legen Sie jeweils drei Finger auf die Augäpfel und schauen Sie nacheinander nach oben, nach unten, nach links und nach rechts.

Diese Übung wird ein paar Mal wiederholt.

Führen Sie nun mit den Augen eine Kreisbewegung aus: zuerst im Uhrzeigersinn, dann entgegen dem Uhrzeigersinn. Spüren Sie dabei deutlich die Bewegungen Ihrer Pupillen unter Ihren Fingern.

Dieser Teil der Übung klärt die Sicht und entspannt die Augen.

❽ Schließen Sie jetzt die Augen, heben Sie die oberen Augenlider leicht von den Augen ab und vibrieren Sie die Lider.

Dieser Griff kann Ihnen helfen, wenn Sie an Funktionsstörungen der Augen leiden.

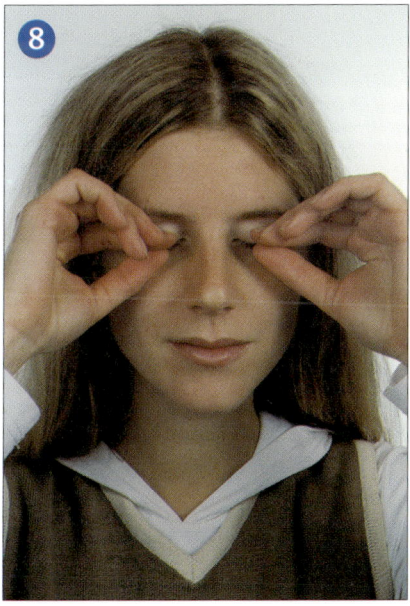

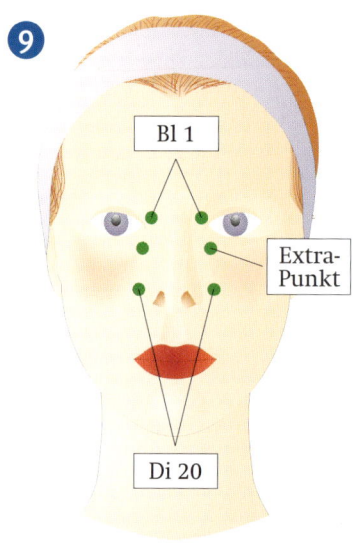

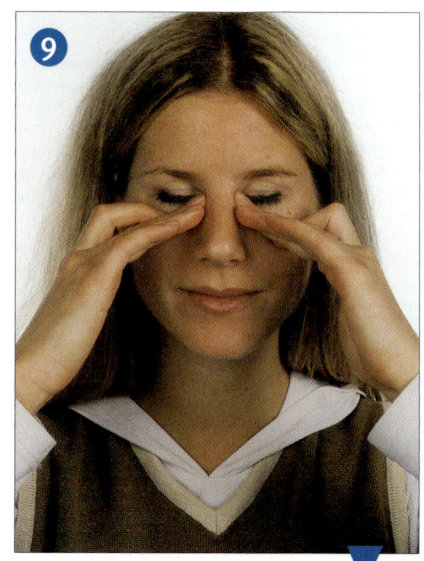

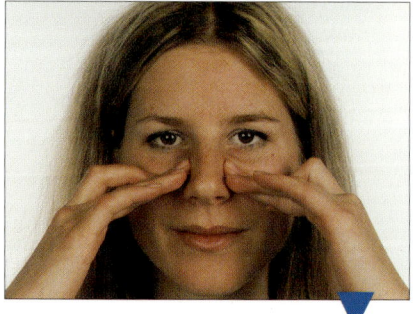

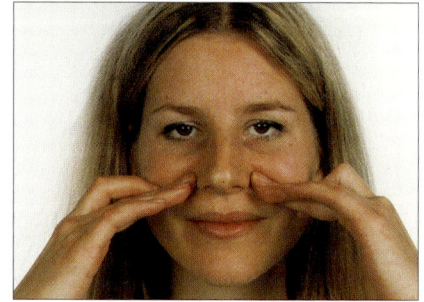

❾ Nun werden mit den Mittelfingern nacheinander von oben nach unten drei Punkte entlang der Nase gedrückt:

◆ zuerst **Blase 1 (Bl 1)**, „Strahlendes Auge" (Der Punkt liegt 2 mm außerhalb des Augeninnenwinkels),

◆ dann ein Punkt oberhalb des Nasenflügels, den wir hier als **Extra-Punkt** bezeichnen,

◆ und schließlich **Dickdarm 20 (Di 20)**, „Den Duft willkommen heißen", zwischen Nasenflügel und Nasolabialfalte. Dieser Punkt wird nicht nur gedrückt, sondern auch mit kreisenden Bewegungen von innen nach außen massiert.

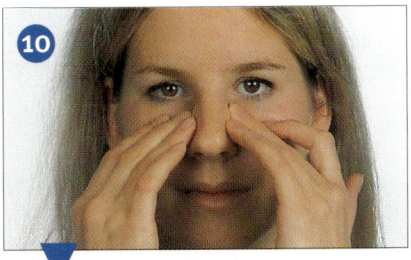

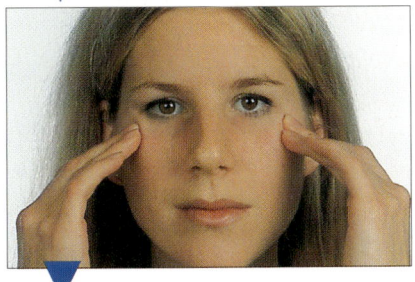

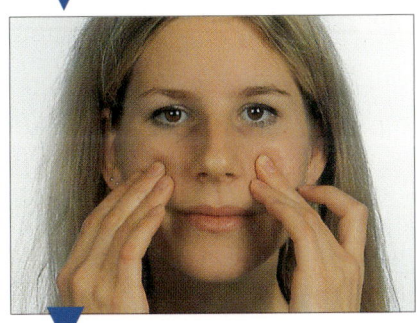

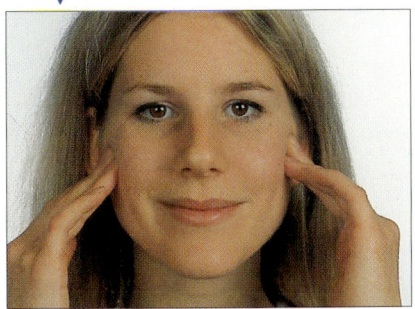

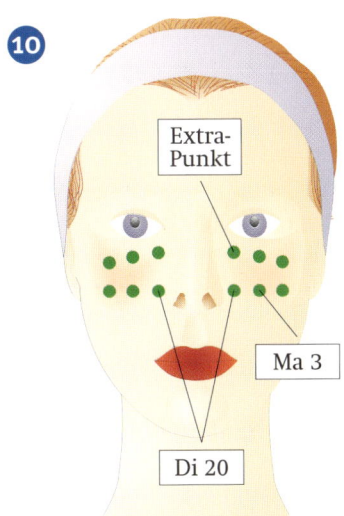

Extra-
Punkt

Ma 3

Di 20

10 Nun wird der Wangenbereich behandelt. Drücken Sie zuerst, beim Extra-Punkt oberhalb des Nasenflügels beginnend, eine Linie von drei Punkten auf dem Jochbein in Richtung Ohr und dann (bei Dickdarm 20 beginnend) eine Linie von drei Punkten am unteren Rand des Jochbeins, ebenfalls in Richtung Ohr. Dabei wird nach oben gegen den Wangenknochen gedrückt.

Wiederholen Sie diesen Massagegriff dreimal.

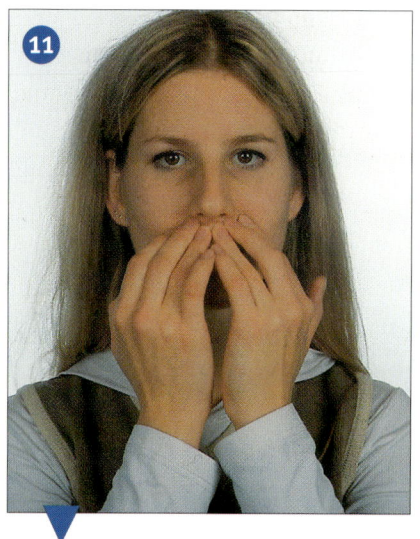

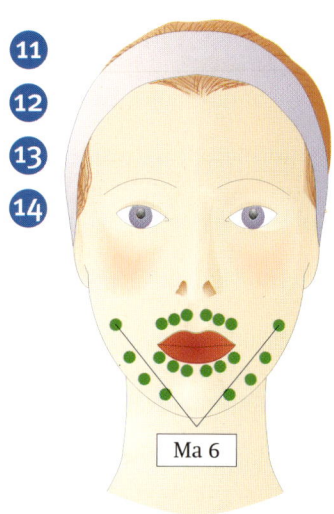

Ma 6

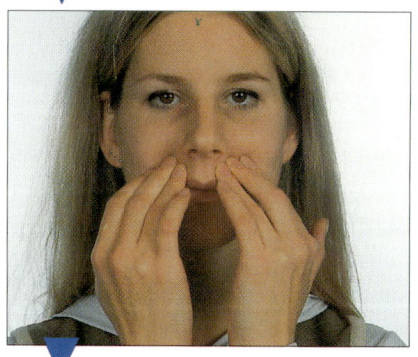

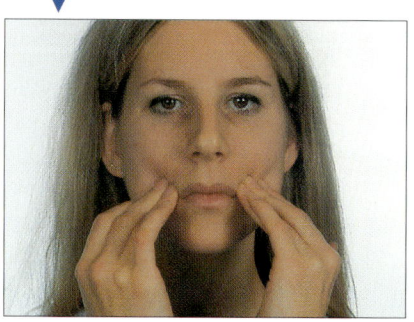

⓫ Jetzt wenden wir uns dem Mund- und Kieferbereich zu, wo meist besonders viele Verspannungen sitzen.

Drücken Sie zunächst mit den Mittelfingern von innen nach außen drei Punkte auf dem Oberkiefer.

Wiederholen Sie diesen Griff dreimal.

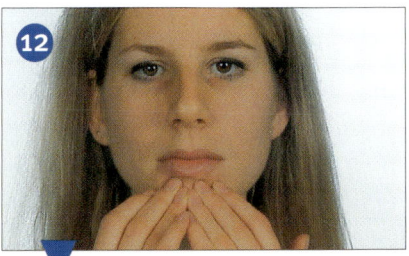
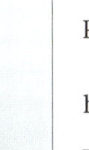

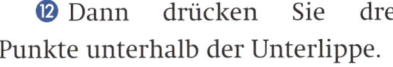

⓬ Dann drücken Sie drei Punkte unterhalb der Unterlippe.

Tun Sie dies ebenfalls dreimal hintereinander.

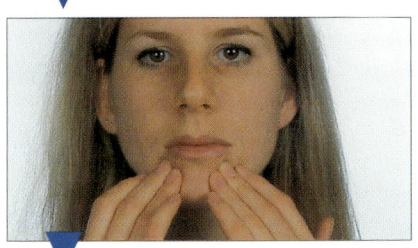

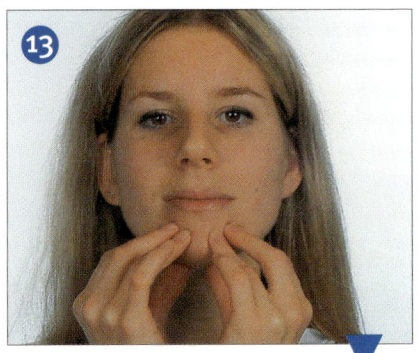

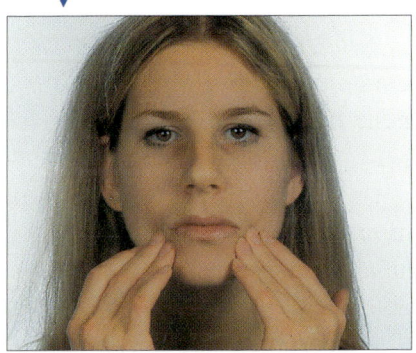

⓭ Für die Massage des Unterkiefers legt man die Fingerkuppen von Zeige-, Mittel- und Ringfinger beider Hände auf den Kiefer; die Daumen greifen unter das Kinn. Auch hier werden, von innen nach außen gehend, dreimal drei Punkte gedrückt.

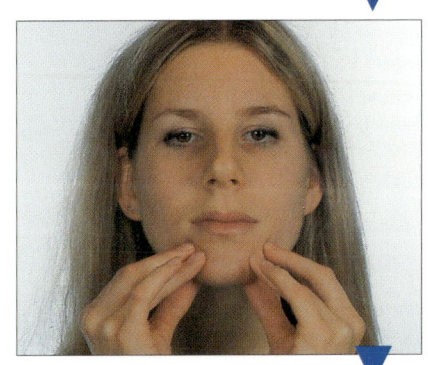

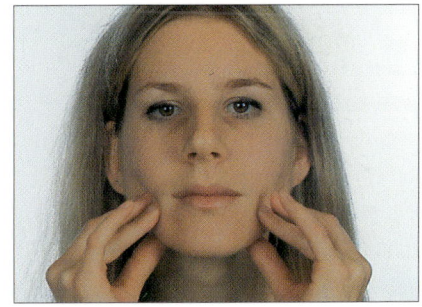

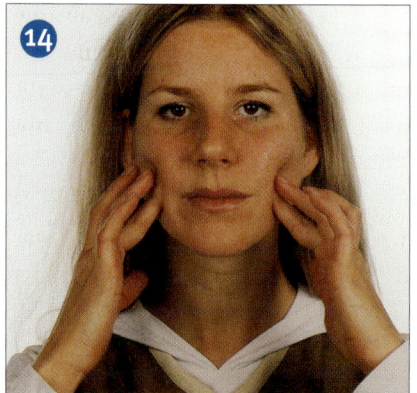

⓮ Zum Abschluss wird der äußerste Punkt in unserer Zeichnung (**Magen 6**, „Maxilla", am Kieferwinkel) kräftig massiert.

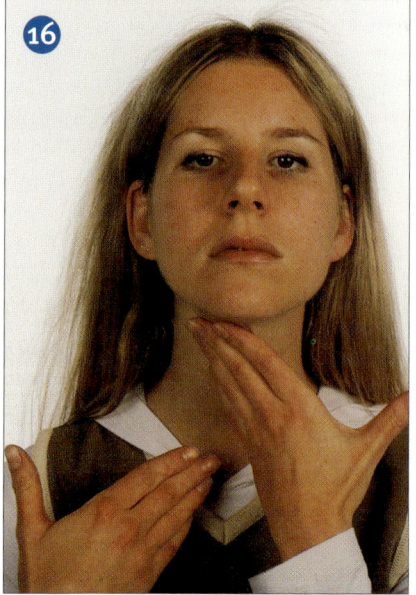

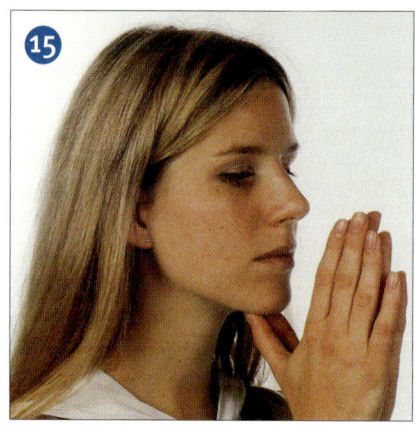

⓯ Drücken Sie die Daumen leicht unters Kinn und falten Sie die Hände vor dem Gesicht. Dieser Griff strafft den Kinnbereich und regt den Speichelfluss an. Außerdem ist das eine schöne Geste des inneren Respekts vor sich selbst. Begrüßen Sie sich ruhig einmal morgens so vor dem Spiegel, mit dem japanischen Gruß „Gasho": „Ich grüße das Göttliche in dir!"

⓰ Streichen Sie nun ein paar Mal mit beiden Händen abwechselnd diagonal an Ihrer Speiseröhre entlang (mit der rechten Hand auf der linken Seite und umgekehrt). Das wirkt regulierend auf die Schilddrüse, den Blutkreislauf und den Wärmehaushalt des Körpers.

⑰ Halten Sie jetzt mit Daumen und Mittelfinger einer Hand auf beiden Seiten den Punkt **Magen 9 (Ma 9)**, „Die Menschen aufnehmen", zwischen Kehlkopf und Kopfwendermuskel. Gleichzeitig wird mit dem Mittelfinger der anderen Hand das „Schöne Lächeln" (**Magen 4**) rechts und links der Mundwinkel gehalten.

Schließen Sie die Augen und ziehen Sie das „Lächeln" dabei leicht nach oben! Halten Sie die Position ein paar Atemzüge lang und Sie werden spüren, wie dieses Lächeln tiefer geht und Ihre Seele berührt.

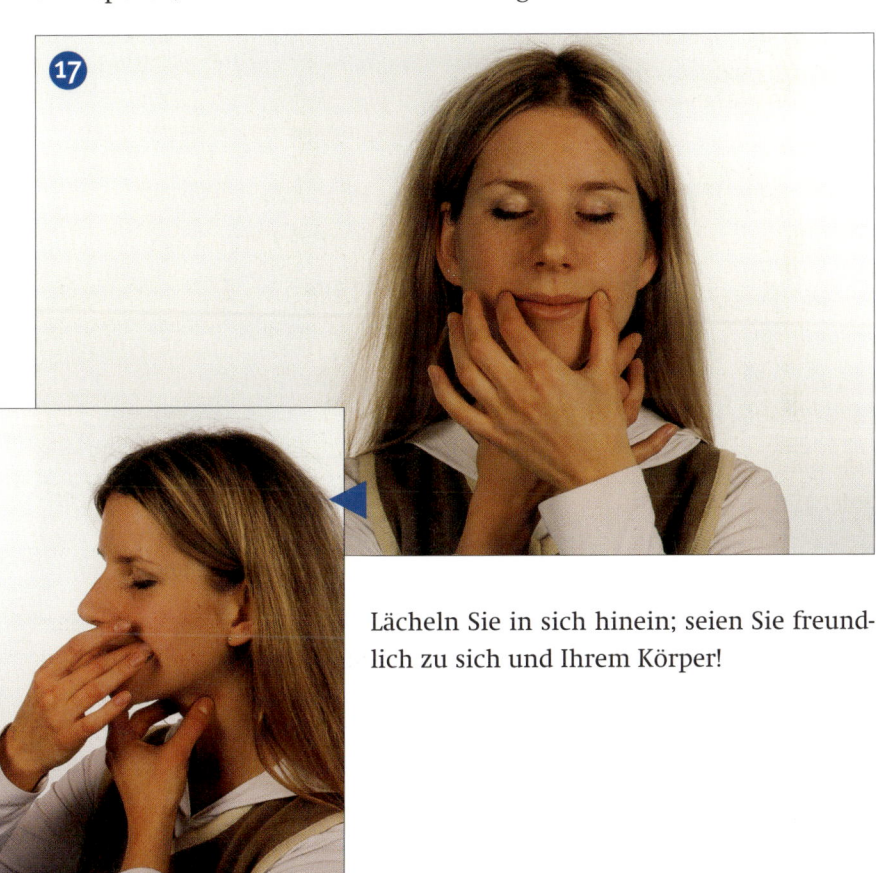

Lächeln Sie in sich hinein; seien Sie freundlich zu sich und Ihrem Körper!

Die Shendo-Shiatsu-Ohrmassage

❶ Und nun beginnen wir mit der Ohrmassage. Hinter dem Ohrläppchen ertasten Sie mit dem Mittelfinger eine spürbare Vertiefung: Das ist der **Dreifache Erwärmer 17 (3E 17)**, „Vorhang im Wind". Von dort aus drücken Sie nun sieben bis acht Punkte um das Ohr – bis zum Punkt **Gallenblase 2**, „Versammlungspunkt für das Gehör", vor dem Ohrläppchen. Diese Ohrmassage, die man ebenfalls dreimal wiederholen sollte, kann sehr hilfreich gegen Ohrgeräusche und andere Beschwerden der Ohren sein. Rund ums Ohr liegt der Dreifache-Erwärmer-Meridian, der die verschiedenen Energiezentren im Körper miteinander verbindet und reguliert.

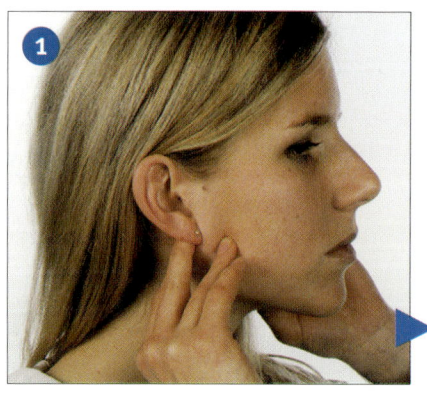
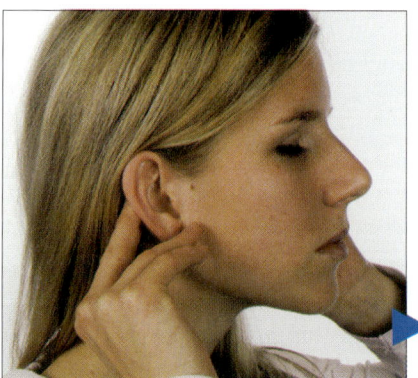
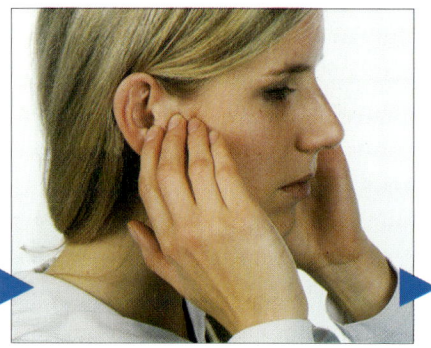
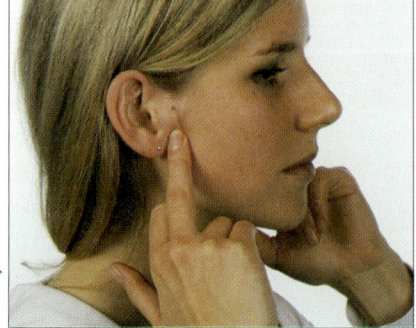

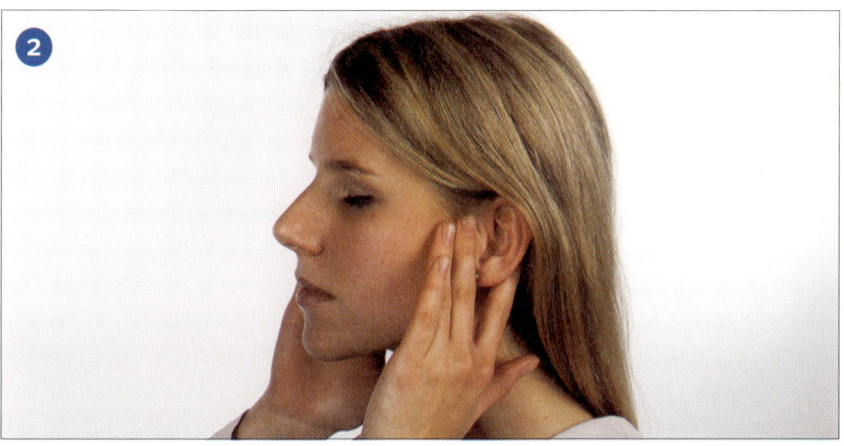

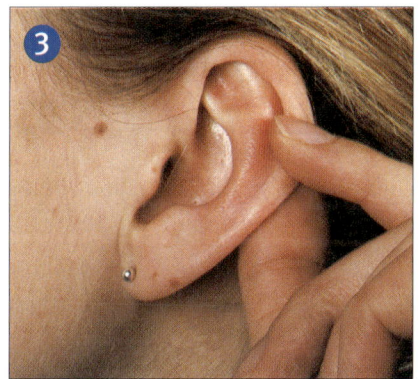

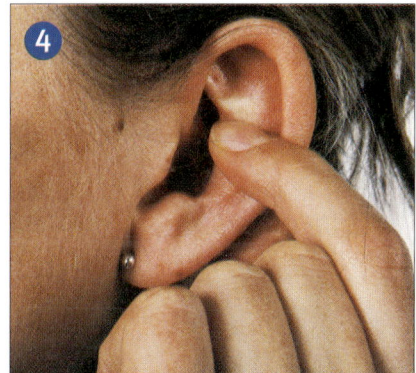

❷ Reiben Sie nun in raschen Bewegungen von unten nach oben mit gespreizten Zeige- und Mittelfingern eine Linie vor und hinter den Ohren.

❸ Kneten Sie vorsichtig den äußeren Rand der Ohrmuscheln mit Daumen und Zeigefinger. Dies wirkt sich vorteilhaft und anregend auf den Blutkreislauf aus.

❹ Als Nächstes wird der innere Rand der Ohrmuscheln massiert. Dieser Griff regt das Nervensystem an.

❺ Zuletzt massieren Sie die Vertiefung im Ohr. Das ist gut für die Verdauung und die inneren Organe

❻ Jetzt ziehen Sie Ihre Ohren in alle Richtungen. Dabei spüren Sie eine Entlastung in den Gehörgän-

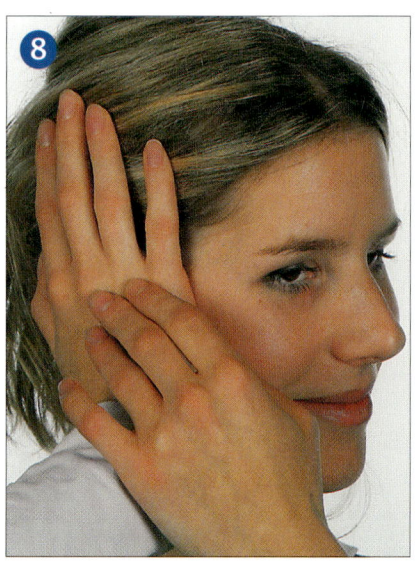

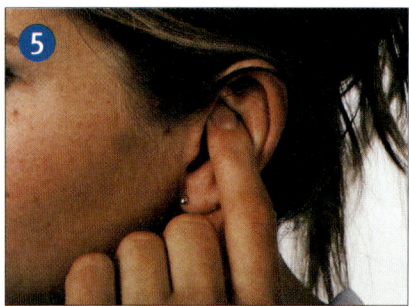

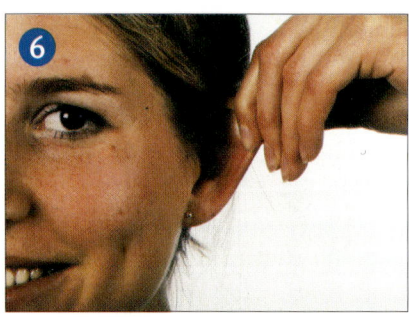

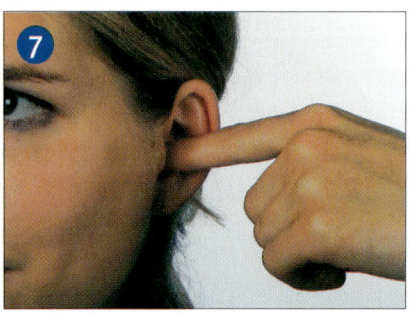

gen; außerdem wird ein leichter Zug auf die seitlichen Schädelknochen ausgeübt, was auch den Druck bei Schläfenkopfschmerzen lindert.

❼ Bringen Sie nun die beiden Zeigefinger in den äußeren Gehörgang und verweilen Sie einen Augenblick. Ziehen Sie dann die Finger rasch wieder heraus. Das regt die Funktion des Innenohrs an.

❽ Decken Sie ein Ohr mit der Handfläche zu und klopfen Sie mit zwei oder drei Fingern darauf. Schließen Sie die Augen und lauschen Sie diesem Klang. Der Stress lässt nach; die Gesichtszüge werden weicher.

Die Shendo-Shiatsu-Kopfmassage

❶ Jetzt wird die Stirn mit den Fingerkuppen von Zeige-, Mittel- und Ringfinger gleichzeitig von innen nach außen gedrückt.

Diese Massage wirkt lockernd und entspannend auf die Stirnmuskulatur, die wir bei Stress oft unbewusst ganz gehörig anspannen, so dass unschöne Runzeln und Querfalten auf der Stirn entstehen können.

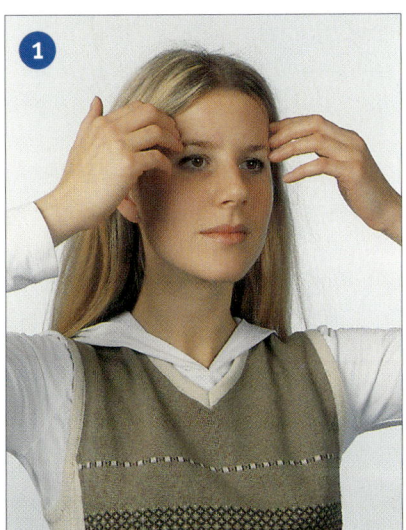

❷ Auf der Schädeldecke drücken Sie nun mit den Fingern beider Hände mehrere Linien von der Stirn zum Hinterkopf.

Diesen Massagegriff wiederholen Sie bitte dreimal.

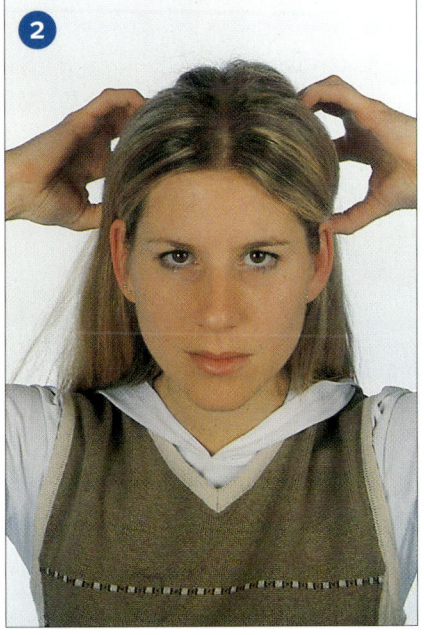

❸ Jetzt führen Sie mit drei Fingern um das Ohr vom seitlichen Schädel bis zum hinteren Schädelrand kleine kreisförmige Bewegungen aus. Lassen Sie den Druck dabei in die Tiefe gehen.

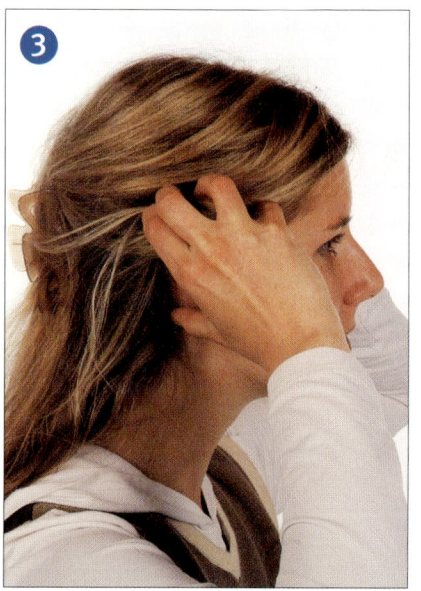

❹ Klopfen Sie mit den Fingerkuppen beider Hände auf die Schädeldecke, zunächst entlang der Mittellinie und dann auf beiden Schädelseiten (immer von vorne nach hinten). Das regt die Durchblutung an, belebt und macht wach. Schließen Sie hinterher die Augen und spüren Sie das Kribbeln und Pulsieren in Ihrem Kopf!

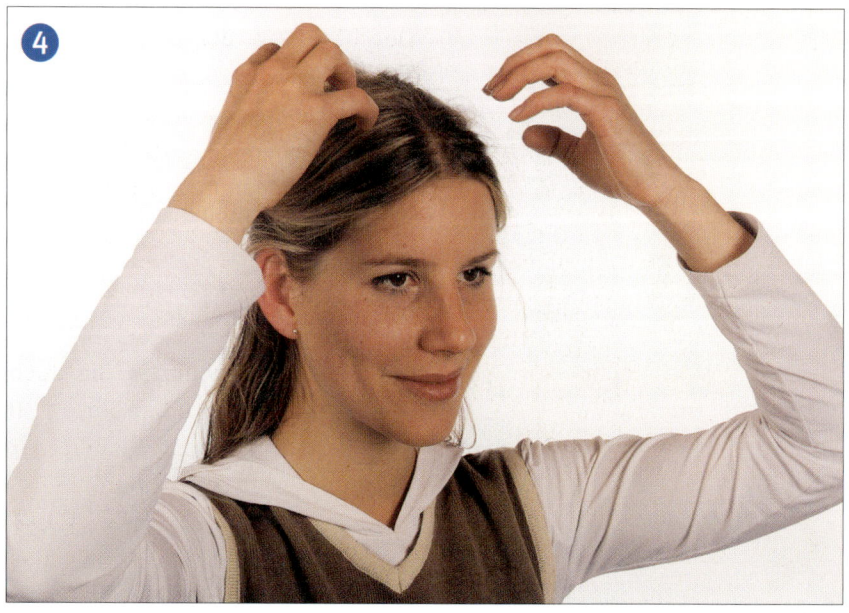

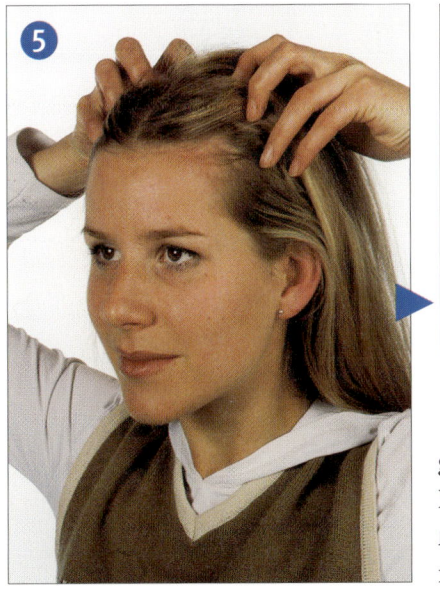

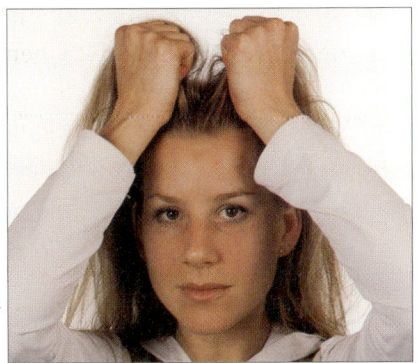

❺ Fahren Sie mit den Fingernägeln wie mit einem Kamm über die Kopfhaut durchs Haar. Anschließend ziehen Sie leicht an den Haaren nach oben.

Dieser Griff fördert und regt die Durchblutung der Kopfhaut wirkungsvoll an.

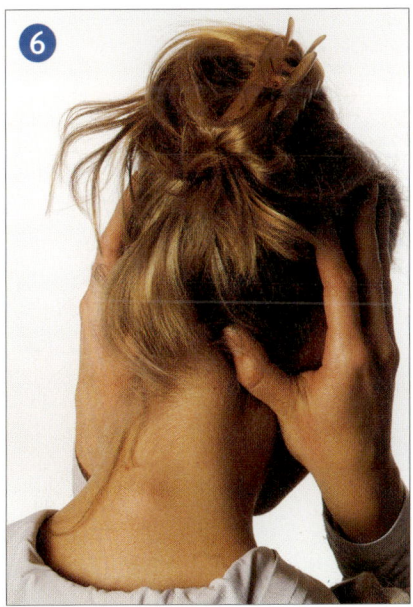

❻ Legen Sie beide Daumen ins „Jadetor" (**LG 16**) – die Vertiefung direkt unter der Mitte des Hinterhauptbeins – und drücken Sie von dort aus mit den Daumen seitlich nach links und rechts eine Linie mit drei Punkten am Schädelrand entlang. Dabei kommen Sie auch an den Punkt **Gallenblase 20** („Teich des Windes"), einen der wichtigen Kopfschmerzpunkte.

Gestaute Energie im Hinterkopfbereich wird durch diese Massage gelöst und abgeleitet.

Übungen und Massagegriffe zur Anregung des Immunsystems

Nun möchten wir Ihnen noch ein paar sehr wirksame Übungen zur Erkältungsvorbeugung zeigen. Dadurch werden die Abwehrkräfte gestärkt: An einer Schule in China hat man eine Untersuchung durchgeführt, bei der eine Gruppe von Schülern diese Übungen regelmäßig praktizierte, die Kontrollgruppe hingegen nicht. Es hat sich bald herausgestellt, dass die Kinder, die täglich Übungen machten, weniger oft krank wurden.

❶ Legen Sie die Daumen in die Furche zwischen Schulter und Brustmuskel zwei Daumenbreit unterhalb des Schlüsselbeins und massieren Sie diesen Punkt (**Lunge 1**, Chinesisch „Zentralpalast"). Dabei sollten Sie tief in die Brust atmen. Lunge 1 vertieft die Atmung, hilft bei Husten und gibt Zuversicht.

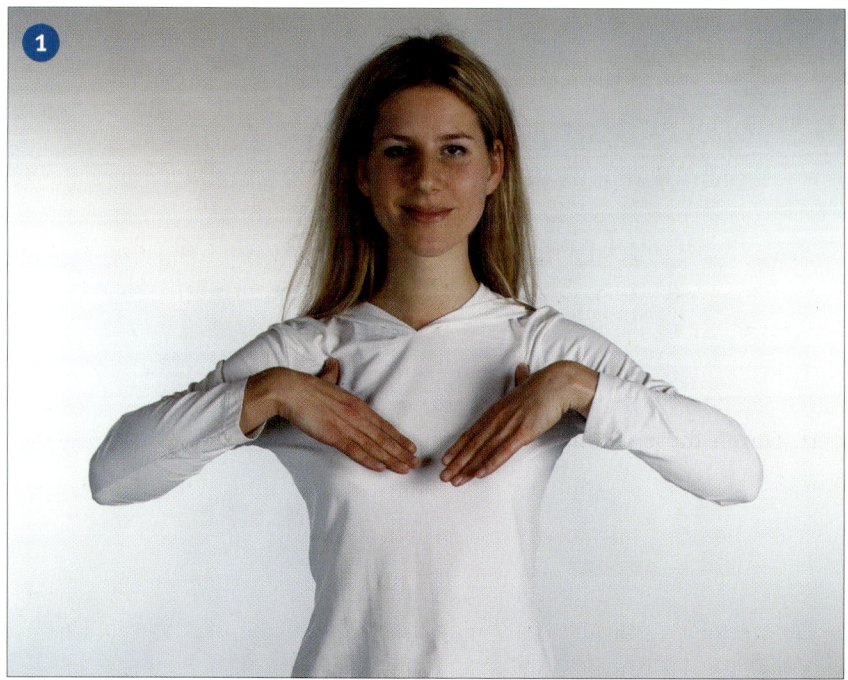

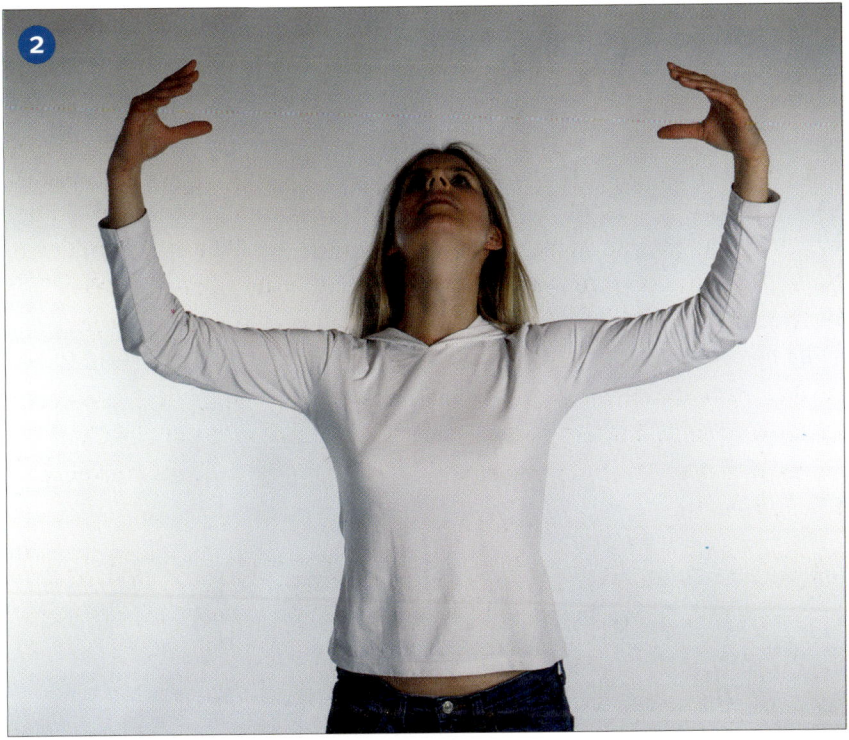

❷ Jetzt holen Sie nochmals tief Luft, strecken die Arme nach oben und hinten und öffnen den Brustraum so weit wie möglich. **Die Aufgabe der Lunge ist es, die Energie aus der Atemluft aufzunehmen.**

Bei vielen Menschen ist der Brustraum und damit die Lungenkapazität durch die ständig zusammengesunkene Haltung am Schreibtisch verkleinert. Durch diese Übung wird der Brustraum geweitet und die Abwehrkraft gestärkt.

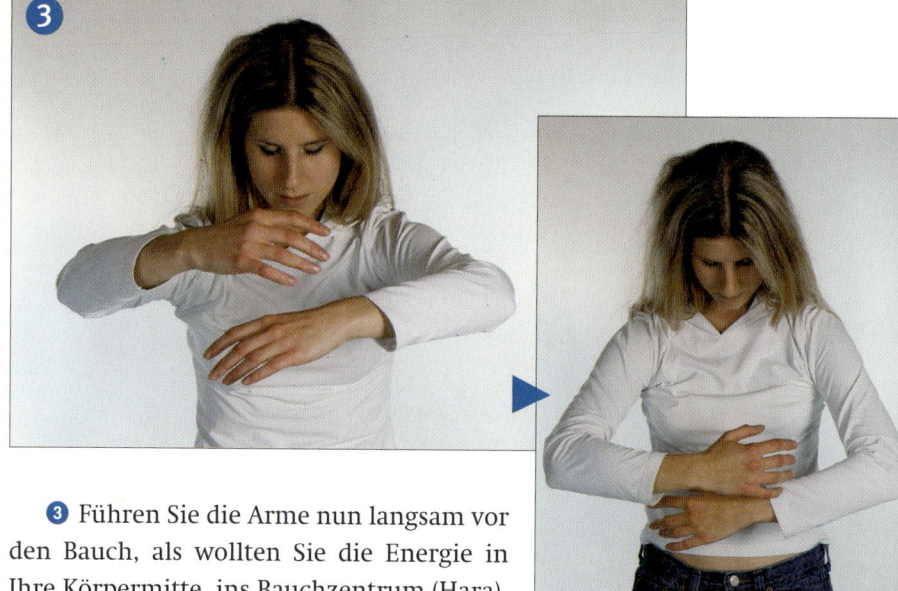

❸ Führen Sie die Arme nun langsam vor den Bauch, als wollten Sie die Energie in Ihre Körpermitte, ins Bauchzentrum (Hara), bringen.

Bringen Sie die Arme jetzt wieder langsam nach oben zur Lunge, dann nach außen und schließlich zum Bauch. Diese Bewegung wiederho-

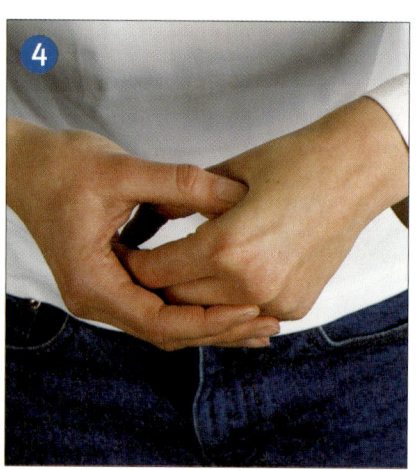

len Sie drei- bis viermal. Vergessen Sie dabei nicht, tief ein- und auszuatmen.

❹ Jetzt kneten Sie mit dem Daumen den Punkt **Dickdarm 4**, „Vereinte Täler", der anderen Hand (zwischen Daumen und Zeigefinger, dort, wo die beiden Mittelhandknochen zusammentreffen). Das ist eine gute Vorbeugung gegen Schnupfen! (Dieser Punkt darf bei Schwangeren nicht gedrückt werden!)

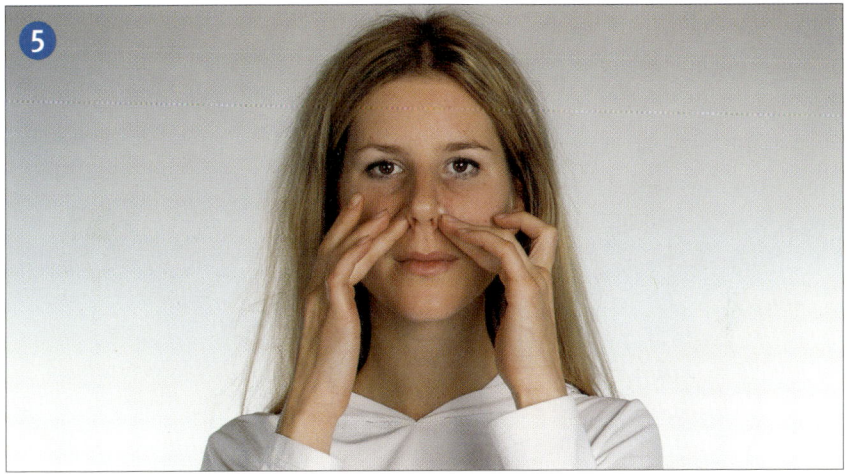

⑤ Anschließend wird der Punkt **Dickdarm 20**, „Den Duft willkommen heißen" (zwischen Nasenflügel und Nasolabialfalte) beidseitig in kreisförmigen Bewegungen massiert; das öffnet die Atemwege in der Nase.

⑥ Nun „waschen" Sie mit den Handflächen kräftig Ihr ganzes Gesicht. Spüren Sie anschließend in Ihr Gesicht hinein: Wie fühlt es sich jetzt an? Ist es besser durchblutet, energiegeladen, entspannt?

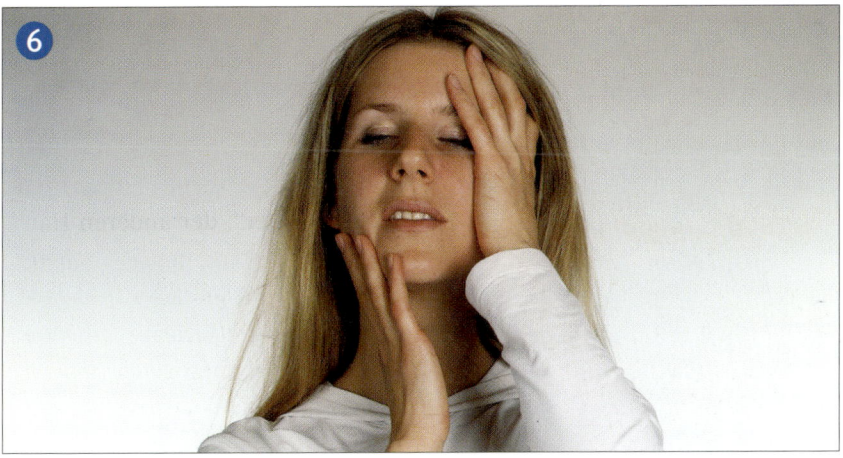

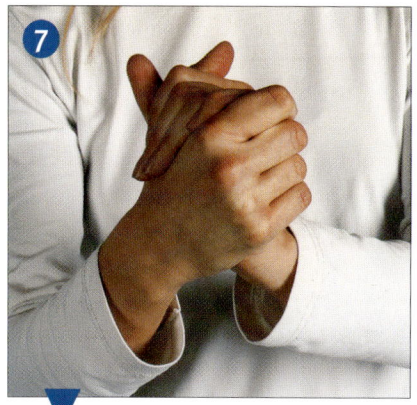

❼ „Waschen" Sie anschließend Ihre Hände (auch die Handgelenke nicht vergessen!). Biegen Sie dabei die Hand möglichst weit nach innen, um die Handgelenke flexibel zu halten. Massieren Sie auch jeden einzelnen Finger und ziehen Sie an den Fingerkuppen.

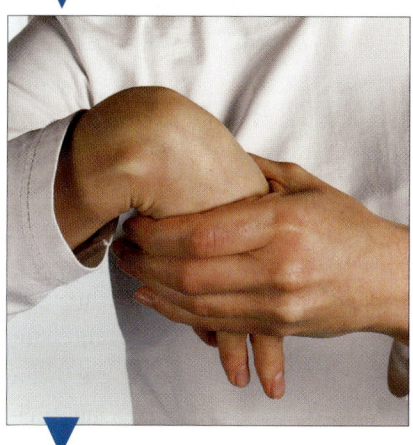

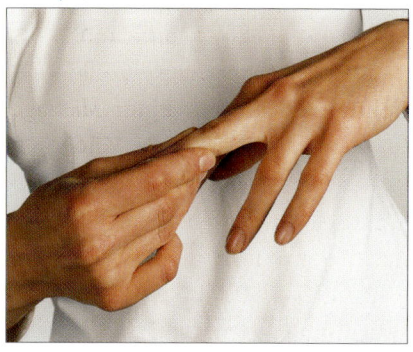

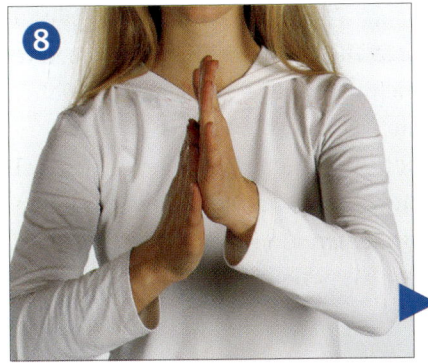
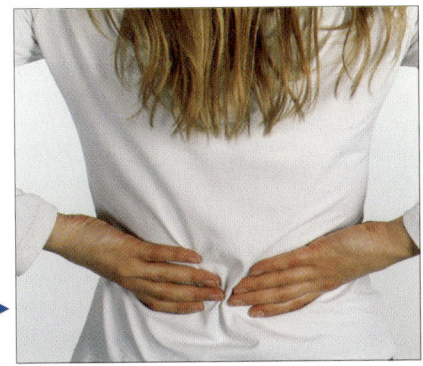

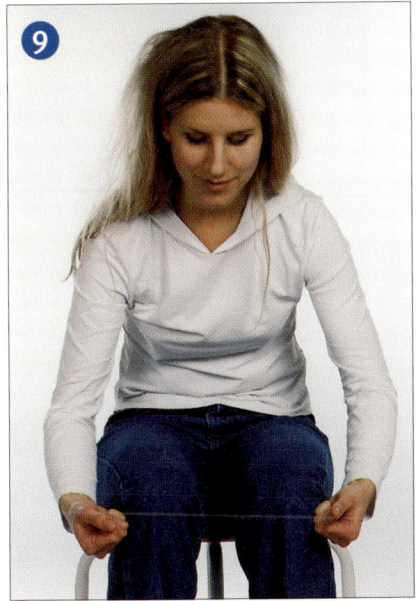

8 Jetzt wird „Feuer gemacht": Reiben Sie dabei Ihre Handflächen aneinander und legen Sie sie anschließend, wenn sie ganz warm geworden sind, in die Nierengegend am unteren Rücken. Das wärmt und unterstützt die Nieren.

9 Klopfen Sie zum Abschluss mit den Fäusten kräftig auf den Punkt **Magen 36** unterhalb des Knies. Er liegt drei Daumenbreit unterhalb des unteren Kniescheibenrandes und einen Fingerbreit außerhalb der Schienbeinkante. Man ertastet an dieser Stelle eine kleine Vertiefung. Eine Massage dieses Punktes hilft bei Müdigkeit und gibt wieder neue Kraft. Deshalb wird er auch „Dreimeilenpunkt" genannt: Aus dem alten China ist überliefert, dass die Menschen, vom vielen Gehen müde, diesen Punkt massierten, um dann wieder drei Meilen gehen zu können. Ein anderer Name für diesen Punkt ist „göttlicher Gleichmut". Demnach macht er ruhig, gleicht aus, erdet und entspannt.

Adressen

Berufsfachschule für Kosmetik
Margarete Franczak
Rotebühlstraße 169/1, 70197 Stuttgart, Tel. 07 11/63 49 95

Ausbildung in Gesichtsbehandlung, Ganzkörperbehandlung, Gewichtsmanagement, Farb- und Stilberatung, medizinischer Fußpflege, Energie- und Entspannungsmassage des Fußes. Das Institut bietet ebenso eine Behandlung an.

Jacques Bogart GmbH
Division: Jeanne Piaubert
Sebastianstraße 189, 53115 Bonn, Tel.: 02 28/9 77 99-0,
Fax: 02 28/9 77 99 24/25 (Informationen über den Stimuloval)

Shendo Shiatsu-Institut
Gayaka P. Backheuer und Claudia P. Gütinger
Gut Tiefenbrunn, 82229 Seefeld, Tel.: 0 81 53/91 61 81, Fax:
0 81 53/91 61 82

Die Shendo-Shiatsu-Institute sind eine der größten Shiatsu-Schulen in Deutschland. Sie bieten fortlaufend qualifizierte Ausbildungen zum Shiatsu-Praktiker/Therapeuten sowie Einzelbehandlungen an: Die Ganzkörper-Shiatsu-Ausbildung bei den Shendo-Shiatsu-Instituten umfasst 250 Unterrichtsstunden verteilt über einen Zeitraum eines Jahres und kann mit einem Diplom abgeschlossen werden. In ein- bis zweitägigen Intensivseminaren wird Shiatsu-Akupressur für Gesicht, Kopf, Nacken, Schultern und Arme vermittelt. Diese Kurse eignen sich insbesondere für Kosmetikerinnen/Friseure und für Menschen, die in ihrem Berufsalltag immer mehr über Nacken- und Schulterverspannungen und überanstrengte Augen klagen.

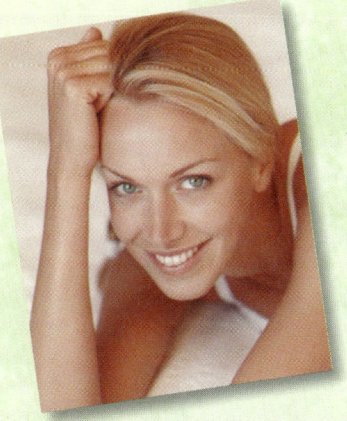

Noch ein besonderer Beauty-Tip für Sie

- So halten Sie Ihre Haut ohne teure Cremes faltenfrei und jugendlich schön.

- Für Ihr persönliches Schönheitsprogramm finden Sie über 100 wirkungsvolle Übungen.

- Mit vielen einmaligen Tips, wie Sie Ihre Haut mit natürlichen Mitteln optimal pflegen.

128 S., 87 farb. Fotos und Abb.
DM 24,80 / SFr 24,10 / ÖS 181,-
ISBN 3-89373-451-1

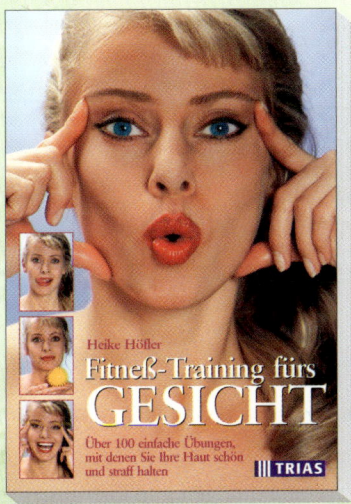

Heike Höfler
Fitneß-Training fürs GESICHT
Über 100 einfache Übungen, mit denen Sie Ihre Haut schön und straff halten

||| TRIAS

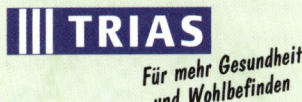

||| **TRIAS**
Für mehr Gesundheit und Wohlbefinden

TRIAS Verlag • Postfach 30 11 07 • 70451 Stuttgart
Tel. 07 11 / 89 31-0 • Fax 07 11 / 89 31-752

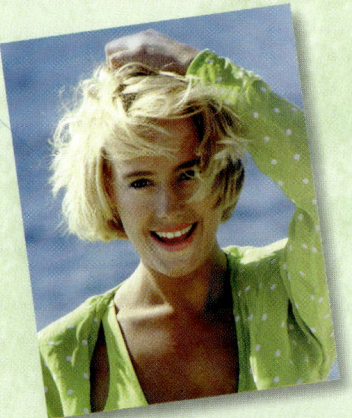

Finden Sie dauerhaft zu Ihrer Traumfigur

- Viele praktische Ernährungs- und Organisations-Tips für Ihr persönliches Abnehm-Training.

- Das bewährte Windhorst-Programm: So halten Sie mühelos Ihr neues Gewicht.

- Macht Spaß: beim Abnehmen richtig wohl fühlen ganz ohne Hungern und Verzicht.

ca. 160 S., ca. 40 farb. Fotos und Abb.,
Großformat
DM 29,90 / SFr 29,10 / ÖS 218,-
ISBN 3-89373-488-0

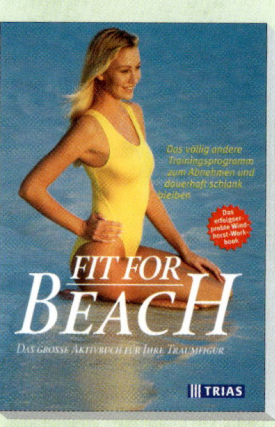

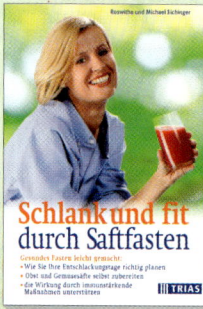

- Entdecken Sie die sanfte Entschlackung für mehr Gesundheit, Fitness und Wohlbefinden.

- Mit vielen neuen Rezepten für Säfte, Tees, delikate Brühen und stärkende Extrakte.

- Plus Anleitung für natürliche Darm-reinigung, Atem- und Bewegungs-Übungen.

ca. 128 S., ca. 50 farb. Abb.
DM 24,90 / SFr 24,20 / ÖS 182,-
ISBN 3-89373-496-1

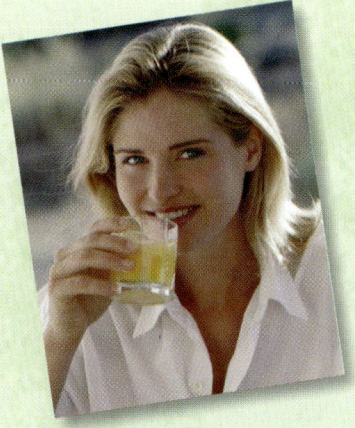
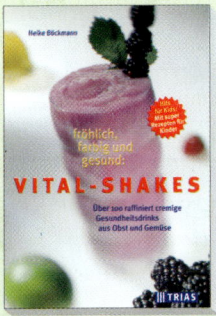
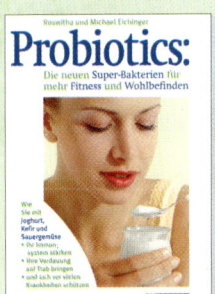
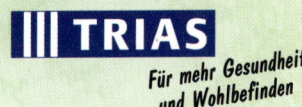